______________________ 님께

______________________ 드립니다.

오늘도 진료실에서 삶을 배웁니다

오늘도 진료실에서 삶을 배웁니다

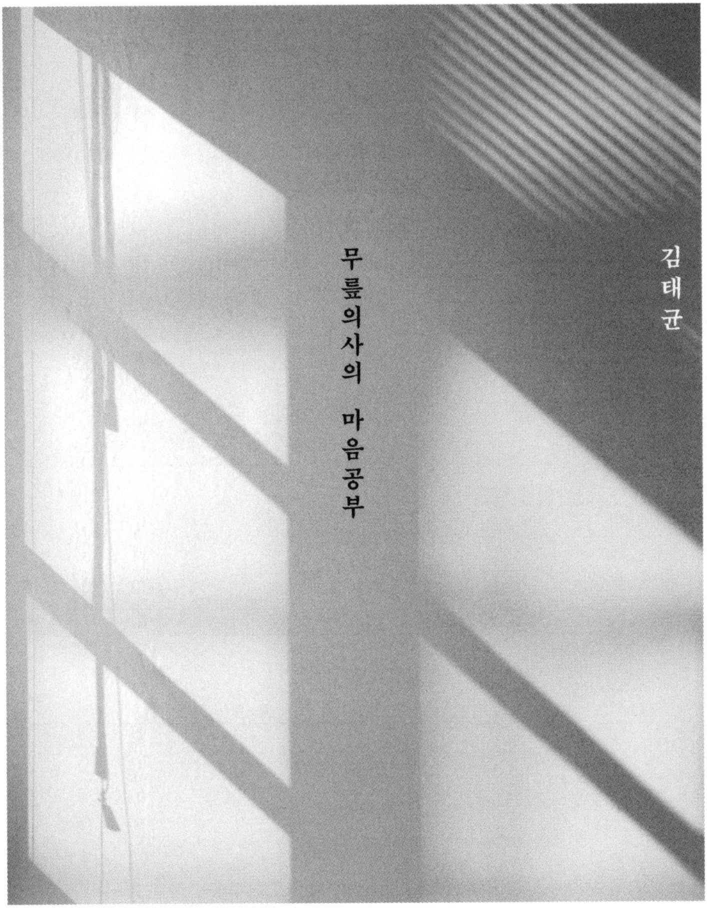

수오서재

차 례

후배에게 전하는 말

딸에게 보내는 아비의 편지

2. 일상에서의 마음공부

생의 유한성 앞에서

산에서 찾은 깨달음

참 신묘한 의사다. 의술이 뛰어난 의사라는 건 이미 알고 있었지만, 이다지도 신묘한 의사인 줄은 전혀 몰랐었다. 글을 읽어보고 나서야 참으로 신묘한 의사라는 것을 알았다.

'글은 곧 그 사람'이란 명제는 너무 잘 알려져 있는 진리다. 김태균 원장의 글은 바로 그 사실을 새롭게 상기시키고 깨닫게 한다. 그게 이 책의 실린 글들이 발휘하는 마력이고, 깊이이면서, 진정성이다. '아하, 김태균은 바로 이런 사람이구나!' 하는 새로운 깨달음.

이 책의 길이는 길지 않다. 소담하게 얇다. 실려 있는 글들도 몇 편을 제외하고는 간결하고 간소하다. 그런데도 그 글을 읽어가다 보면 여러 모습의 '김태균'과 마주하게 된다. 그 여러 진실한 모습을 만나게 되는 것이 이 글을 끝까지 읽어가게 하는 매력이다.

나는 그 매력에 휘감기고 취해서 이 책을 한 페이지도 빼놓지 않고 다 읽었다. 그 매력은 다름 아닌 시적 감성의 충만함, 철학적 사색의 깊이, 종교적 투시의 무게, 직업적 책임의 고뇌, 인간적 고백의 순수함, 이러한 점들이 사람을 휘어잡으며 감동케 하는 것이었다.

이 책을 다 읽고 난 나의 감상은 참사람의 발견, 참의사의 발견이었다. 보다 바르게 살려고 노력하고, 보다 바른 의사가 되려고 고민하고……. 이 시대 역행적 태도 앞에서 새롭게 감동하며, 평생 글 써온 자로서 문득 부끄러움을 느끼기도 했다. 그 부끄러움을 만회하려고 이 글을 기쁜 마음으로 쓴다. 많은 분들이 나와 같은 기쁨을 맛보시기 바란다. 그리고 또 하나의 소득은 성의聖醫의 발견일 것이다. _**조정래, 소설가**

세상을 두 종류의 사람으로 나누어 본다면 아픈 사람과 그들을 치료하는 의사로 나뉠 것이다. 아픔으로 신음하는 이들 곁에 의사가 없는 세상을 떠올려보면 쉽게 상상이 가지 않는다. 그 어떤 것보다 환자를 돌보고 치료하는 일이 세상에서 가장 즐겁고 보람 있다는 김태균 원장 같은 의사가 우리 곁에 있다는 사실이 든든하고 안심이 된다. 일생을 희생하며 고단한 삶을 살아온 연로한 분들의 아프고 고장 난 육신을 고쳐서 다시 쓸 수 있게 해드리는 일 또한 세상에서 가장 값지고 빛나는 일이다. 고난을 견디고 묵묵히 세상의 고통과 아픔을 돌보는 김태균 원장이 가는 길이 꽃길이고 향기롭기를 언제나 응원하는 마음이다. _**정목, 승려**

의사 김태균 박사! 의사인 그가 왜 내 눈에는 늘 성직자의 모습으로 비쳐지는 것일까? 이것이 그분을 뵐 때마다의 의문점이었다. 환자 한 명 한 명에게 매 순간 정성을 다하는 그의 모습은 의사라기보다 성인을 모시는 성직자에 가까웠다. 어느 날 그의 글을 읽었다. '지구별에 머무는 마지막 이 순간'이라는 제목의 글. 그 글을 읽는 순간, 의사 김태균의 평소의 모습과 음성이 들리는 듯했다. 아, 그래서 그랬구나. _ **준초이, 사진작가**

김태균 원장은 내가 만난 진정한 명의 중의 명의다. 그는 허물어진 무릎을 일으켜 세우며 환자의 허물어진 마음도 함께 일으켜 세운다. 그의 연구실 이름이 불이不二인 것처럼 그와 환자는 둘이 아니고, 그의 의료와 구도求道가 둘이 아니고, 부처님과 예수님이 둘이 아니다. 그런 까닭에 소소한 그의 글에는 소위 잘 나가는 사람에게서 찾기 어려운 깊은 자기 성찰이 스며 있다. 업業이 다른 나에게도 가슴까지 쉽게 전이되어 오는 진정성이 있다. _ **이창재, 영화감독**

"진료실에서 저는 세상을 배웁니다.

불편한 두 다리로 꿋꿋하게 한 걸음씩 걷고 계신 자그마한 할머님께

오늘도 가장 깊고 넓은 것을 배우고 있습니다."

무엇을 이루겠다고 다짐한 적은 없다. 무슨 사연을 남겨야지 하는 생각도 한 적이 없다. 내겐 언제나 한 가지 길만 보였고, 나는 그 길을 걷는 것에 온 정성을 다하고자 하였다. 아직도 온 길보다는 갈 길이 먼 듯하고, 이루어진 것의 무게보다는 해야 할 일의 무게가 크다. 7년의 공부를 마치고 정형외과 전문의가 되어 분당서울대학교 병원에서 14년을 근무하였다. 그리고 "세상에 꼭 필요한 병원"을 만들겠다는 서원으로 판교에 작은 병원을 열었다. 뜻을 함께하는 스승, 동지, 도반이 있어서 매일매일이 새롭다.

지난 세월 동안 이런저런 사연으로 적은 글들을 책으로 내게 되었다. 어디로 어떻게 가야할지 몰라 고민하고 걱정하며 지내온 나의 이야기가 좋은 뜻으로 시작한 길에서 어려움을 겪고 있는 분들께 작은 격려와 위안이 될 수 있기를 희망하며 머리 숙인다.

2019년 8월 15일

티케이정형외과 不二室에서, 무릎의사 김태균

1

치료자의 마음공부

사람이 온다는 것은
실로 어마어마한 일이다.
한 사람의 일생이 오기 때문이다.

_정현종, 〈방문객〉

작은 화분에게 하는 물 공양

제 진료실에는 작은 화분 두 개가 있습니다. 아침마다 창문을 열어 맑은 불곡산 기운을 방 안으로 들이고 작은 풀 친구들에게 정성스레 물 공양을 하는 일은 저의 일상의 중요한 부분입니다. 더운 주말을 지내거나 깜빡 잊고 물 공양을 거르면 생기가 없어진 친구들이 원망하듯 저를 대합니다. 서둘러서 사과를 하고, 물 공양을 하고 나면 싱싱한 모습으로 활력을 되찾습니다.

이제 겨우 두 달 남짓 함께 지낸 친구들인데 그 사이 정이 많이도 들었습니다. 누구나 가까운 친구에게 그러하듯이, 저도 그들에게 필요로 하는 모든 것을 주고 싶습니다만, 그것이 무엇인지, 어느 정도인지 저는 알지 못합니다. 그래서 매일매일의 물 공양이 오히려 해로울지도 모른다는 걱정, 또는 물 공양이 그 친구들을 위한 것이 아니고 저를 위한 것일지도 모른다는 생각이 찾아듭니다. 다만 알 수 없는 인연으로 함께 지내게 된 이 친구들이 저와의 동행을 통해서 행복할 수 있기를, 비록 나를 위한 물 공양일지라도 이 친구들에게 도움이 되기를 바라는 기도를 변명으로 삼습니다.

진료를 시작한 이래 제가 보살펴 드려야 하는 분들이 조금씩 늘고 있습니다. 그분들이 갖고 계신 고통과 어려움이 얼마나 큰지, 얼마나 깊은지 저는 미처 다 알지 못합니다. 제가 하는 일이 그분들 어깨의 짐을 어느 정도 내려놓게 할 수 있는지도 알지 못합니다. 다만 그동안 배워온 내용들을 정성스레 회향回向하는 것만이 제가 할 수 있는 전부임을 느낄 뿐입니다.

두 그루의 풀 친구에게 그러했듯이, 제가 옳은 치료법이라고 믿고 행하는 것이 어쩌면 그분들 어깨의 짐을 도리어 무겁게 할 수도 있을 것이라는 걱정이 있습니다. 그분들을 뵐 때 밝아지는 제 마음을 보면, 그분들을 보살피는 것이 그분들을 위한 것이 아니고 저를 위한 것이라는 생각이 찾아듭니다. 어떤 인연으로 제 손길을 필요로 하게 된 그분들, 저와의 동행을 통해서 행복해질 수 있기를, 매일매일의 보살핌이 나를 위한 것일지라도 그분들에게 도움이 되었으면 하는 기도를 간절히 올립니다.

아침 출근은 늘 자태 고운 불곡산 산등성이를 바라보면서 함께 합니다. 출근길이 일터로 향하는 것이 아니고 인자한 어머니 품을 찾는 듯 느껴지는 것은 아마 저 혼자만의 느낌은 아닐 것입니다. 어떤 인연으로 그 품을 찾게 된 우리들을 한결같이 인자하게 보살피는 불곡산의 따뜻한 정성을 배울 수 있었으면 좋겠습니다.

◦ 2003년 6월 4일

진료실에서 만나는 나의 스승

무릎을 전공으로 하는 제 진료실은 비교적 고령인 환자가 많이 찾습니다. 스스로의 나이가 무겁게 느껴진 후로 한 가지 버릇이 생겼습니다. 진료실에서 뵙는 분들의 모습에서 그 나이에 이르렀을 때의 내 모습을 상상하는 것이 그 버릇입니다. 넉넉하고 편안한 표정에서 잘 살아온 세월이 금세 느껴지는 분을 뵐 때면 어찌하면 저 나이에 저런 모습을 갖출 수 있을 것인가를 스스로에게 묻습니다. 진료실에서의 이런 버릇은 한 해가 저물 무렵에는 더욱 심해집니다.

개원 후 몇 달이 지나지 않은 어느 날 오후, 할머니 한 분이 목발을 짚고 힘겨운 걸음으로 제 진료실에 들어오셨습니다. 오랜 세월에 걸쳐서 관절이 망가지고 사소한 외상에도 뼈가 부러지는 관절염과 뼈의 병이 함께 있는 어려운 상황이었습니다. 왼쪽 무릎에는 인공관절술을, 오른쪽 발목은 변형교정술로 치료를 해드렸고, 2년 후에는 오른쪽 무릎에 인공관절술을 해드렸습니다. 40대에 혼자되어 두 아들을 키웠고, 지금은 이혼한 큰 아들이 남긴 12살 손녀를 데리고 시에서 주는 보조금만으로 지낸다는 그 분의 딱한 사정도 알게 되었고, 할머니의 병실에서 숙제를 하는 손녀를 만나기도 하였습니다.

오른쪽 무릎수술 후 3개월이 지난 무렵 어느 날이었습니다. 아침에 자리에서 일어나다가 삐끗해 넘어지면서 허벅지 뼈가 부러져서 응급실에 오셨다는 것입니다. '어려운 형편에 치료비는 어떻게 감당하시나?' '손녀는 누가 돌보나?' '병원을 원망하는 마음은 없으실까?' 등의 복잡한 생각으로 병실 문을 열었습니다.

"치료를 잘해주셨는데 제가 관리를 제대로 못해서 이렇게 번거롭게 해드려 송구스럽습니다."

반가움과 미안함이 가득한 표정으로 저를 맞으셨습니다.

"이렇게 고생을 하시니 어떻게 하세요. 그러나 너무 걱정하지 마세요. 잘 고쳐 드릴게요."

마음속의 많은 걱정들을 애써 누르며 말을 건넸습니다.

다음 날 좀 더 심각한 상황을 발견했습니다. 수술 전 검사에서 이미 폐까지 유방암이 퍼져 있다는 것을 알게 되었습니다.

"걱정하지 마세요. 유방암 치료가 많이 발전해서 쉽게 치료할 수 있습니다. 우선 허벅지 뼈를 붙이는 수술부터 받으시고, 유방암은 약으로 치료하면 됩니다."

의학적인 사실과는 다소 거리가 있는, 오히려 저의 희망에 가까운 격려를 할 수밖에 없었습니다.

뼈 수술에서 회복해 항암치료를 받으시는 동안 가끔씩 병실을 찾으면 스카프를 두른 푸석푸석한 얼굴로 "괜찮습니다. 많이 좋아지고 있습니다"며 저를 맞으셨습니다. 다행히 허벅지 뼈 골절도, 유방암 치료도 순조롭게 진행되어 두 달 후에 집으로 가실 수 있었고, 그 이후 몇몇 따뜻한 소식을 들었습니다. 저희 팀 누군가가 호두과자 한 상자, 귤 한 상자를 슬그머니 할머님 병실에 두고 왔다는 이야기, 자원봉사모임에서 내내 무상으로 보살펴주셨다는 소식, 병원에서 진료비 지원을 하였다는 사실, 그리고 무엇보다 기쁜 소식은 할머님께서 목발 없이 혼자서 걸을 수 있을 정도로 잘 회복하고 있다는 것이었습니다.

하루는 제 연구실로 남성용 화장품과 두 장의 카드가 배달되었습니다. 한 장의 카드에는 "교수님, 너무 너무 감사합니다. 별것 없지만 정성입니다. 받아주세요"라고 적혀 있었고, 또 하나의 카드에는 "만 원을 주셔서 고맙습니다. 할머니 다리를 낳게 해주셔서 고맙습니다. 저도 어른이 되면 다른 사람을 돕는 사람이 되겠습니다"라고 손녀의 메시지가 적혀 있었습니다. 할머님께서 외래를 방문하셨을 때 손녀 생각이 나서 주머니에 있던 만 원을 꺼내 손녀에게 동화책 한 권 사주십사 드린 적이 있는데 손녀가 그것을 기억하고 적은 것입니다.

진료실에서 스쳐 지나가는 인연들일지 모르지만 저는 그분들에게서 세상을 배웁니다. 세월이 흘러 늙고 병들어갈 때 본받고 싶은 분들을 진료실에서 많이 만납니다. 깊은 인품이 느껴지는 노신사분, 큰 업적을 이루고 정년퇴임 후 여생을 재미있게 즐기는 교수님, 그리고 험난한 세월과 병마 속에서도 손녀를 바르게 키우며 불편한 두 다리로 꿋꿋하게 한 걸음씩 걷고 계신 자그마한 할머님께 가장 깊고 넓은 것을 배우고 있습니다.

얼마 전 딸아이가 입던 옷가지를 수선해 할머님께 우편으로 보내드렸습니다. 그분이 제게 보여주신 큰 용기와 가르침의 수업료로 턱없이 작겠지만 제 딸의 미래에 대한 소망이 그분의 손녀에게도 똑같이 이루어지기를 기도하면서….

◦좋은 생각, 2008년 12월호 게재

마음의 고통

수술 후 통증으로 고통받는 환자에게 보낸 편지

참된 의료는 환자가 갖고 있는 질병을 고치는 것이 아니고 질병을 갖고 있는 환자를 도와주는 것입니다. 대부분의 경우 그 둘이 다르지 않으나 가끔 신체의 질환은 해결되었는데 괴로움은 계속되는 경우가 있습니다. 그런 경우에는 때론 모진 충고가 필요합니다. 편한 마음에서 하는 것은 아니고 필요하기에 해야 하는 경우입니다.

질병으로 인해서 최종적으로 나타나는 삶의 장애는 환자의 마음가짐과 자세에 의해서 영향을 받는 경우가 많습니다. 물론 신체적인 이상 유무를 확인하는 것이 급선무겠으나 마음의 문제를 해결하는 것도 매우 중요합니다. 많은 경우 마음의 고통은 신체의 질병을 고치는 것보다 더 어렵습니다. 때로 무릎에 생길 수 있는 최악의 상황보다 더욱 심하기도 합니다. 환자께서 호소하는 증상은 수술 후 발생할 수 있는 무릎에 생기는 최악의 상황에서 나타날 수 있는 것보다 더욱 심합니다. 이런 경우에 다시 관절경(관절의 내부를 검사하는 내시경)을 시행해 일상생활에서 멀어지게 하는 것은 아마 최악의 선택일 것입니다. 외래에서 말씀드린 대로 확신을 갖고 열심히 지내보세요. 그후에도 남는 문제에 대해서는 최선을 다해서 도와드리겠습니다. 다음 외래에서 뵙겠습니다.

◦ 2003년 11월 18일

잃어버린 두 다리를 헤아린다는 것에 대하여

부처님 제자 중에서 아나율은 계를 가장 잘 지키는 지계제일로 알려져 있습니다. 어느 날 아나율은 강의 도중에 졸다가 부처님께 꾸지람을 듣고는 그 후로 잠도 자지 않고 수행에 정진했습니다. 그의 건강을 걱정한 부처님과 도반들의 만류에도 불구하고 아나율은 멈추지 않고 수행을 계속했습니다. 마침내 그는 짧은 시간 내에 깊고 넓은 도를 이루었지만 잠을 자지 않고 수행에 전념한 결과 그만 시력을 잃고 말았습니다. 그러나 육신의 시력을 잃은 대신에 삼세三世를 두루 읽을 수 있는 '마음의 천안天眼'을 얻어 더 넓은 경계를 볼 수 있었다고 합니다.

제 손길을 잠시 필요로 했던 한 젊은 과학도가 있었습니다. 그는 연구 중에 발생한 사고로 두 다리를 잃게 되었습니다. 의지義肢 착용 과정을 제가 잠시 도왔는데, 불의의 사고로 두 다리를 잃은 불행한 상황에도 늘 밝고 명랑한 표정으로 지내는 것이 참 인상적이었던 멋진 젊은이였습니다. 수술 후 며칠이 지난 어느 이른 아침, 회진을 돌다가 악몽에 시달리고 있는 그를 만나게 되었습니다. 곁에서 보살피고 있던 어머니로부터 사고 후 거의 매일 새벽이면 악몽에 시달려 왔다는 얘기를 전해 들었습니다. 외래에서 처음 만난 후, 몇 개월 동안 단 한 번도 우울한 표정을 보이지 않았던 청년이었기에 그날 그의 모습은 한동안 제 마음에 남아 있었습니다. 제가 돌보는 분들의 마음을 헤아리고 함께하는 것이 도리지만, 어느 날 문득 악몽처럼 그에게 찾아온 몸과 마음의 고통을 제가 온전히 헤아리는 것은 불가능했습니다.

이제 그는 복귀를 앞두고 있습니다. 막 익숙해져 가는 의지 사용법에 대한 추가 교육을 마치고 나면 본래 그의 일터로 돌아갑니다. 그를 괴롭혔던 온갖 고통스러운 상념들을 모두 헤아릴 수 없었듯이, 이제부터 그가 극복해야 할 어려움 또한 온전히 짐작할 수 없겠지요. 다만 그 옛날 부처님의 제자 아나율이 새로 얻은 마음의 눈을 통해서 더 높고, 넓은 경계를 볼 수 있었듯이 이제 그 청년 과학도도 잃어버린 두 다리를 통해서 더욱 큰 바다를 건널 수 있는 '마음의 날개'를 얻을 수 있기를 그저 간절히 기도할 뿐입니다.

◦ 2004년 5월 18일

아침 회진 후 문득 적은 글

곱고 귀한 얼굴들께.

어제부터 갑자기 날씨가 추워졌습니다. 새벽 출근길 공기가 꽤나 쌀쌀했습니다. 바깥 기온이 차니 제 마음도 함께 여려지는 모양입니다.

김은정 님, 79세에 타 병원에서 양쪽 무릎에 인공관절 수술을 한 후 그만 오른쪽 무릎에 감염이 발생해서 우리 병원에 오셔서 1차 수술을 받았으나 감염이 지속되어 2차 수술 후 항결핵제를 사용했고 도중 피부 발진이 심해서 급하게 입원하신 분. 그 어려운 가운데에서도 한순간도 저에 대한 신뢰를 놓지 않는 분. 김은정 님 곁에서 걱정스러운 표정으로 상담을 듣던 남편 분도 저에게 끝까지 신뢰를 보이셨지요.

이제 한참 새벽잠이 달가운 1년 차 전공의 이정하 선생. 잠이 부족해 눈에는 졸음이 가득하고, 한창 외모에 예민한 나이에 챙기지 못하고 출근해도 환자와 팀에 미소를 보이는 모습.

이 모두 제가 얼마나 감사하게 생각해야 하는 분들인지요.

감사합니다.

◦ 2007년 11월 19일

늘 처음처럼

오늘 오후에 간병인들을 위한 교육이 있었습니다. 교육 전에 신영복 교수의 〈처음처럼〉을 함께 읽었습니다. 덕분에 참 좋은 봄 아침을 맞을 수 있었습니다.

> 처음으로 하늘을 만나는 어린 새처럼,
> 처음으로 땅을 밟는 새싹처럼,
> 우리는 하루가 저무는 겨울 저녁에도
> 마치 아침처럼, 새봄처럼, 처음처럼
> 언제나 새날을 시작하고 있습니다.
> 산다는 것은 수많은 처음을 만들어 가는 끊임없는 시작입니다.

첫 딸 가혜가 아파 병원에 입원했을 때 병원에서 지내며 간병인 생활의 어려움을 깨닫고 간병인들을 대상으로 한 교육을 하겠다고 약속했었습니다. 오늘 강의는 그 약속으로 만들어진 것입니다. 가슴에 따뜻한 불을 지펴 환자들이 따뜻한 온기를 얻을 수 있도록 애쓰겠습니다.

◦ 2007년 3월 14일

그 마음에 무엇이 있을까?

얼마 전 미국정형외과학회에 참석하고 돌아왔습니다. 인공관절 분야에서 새롭게 부각되는 사안은 의사의 평가에 의한 객관적 지표보다는 환자의 만족도가 치료의 성공 여부를 판단할 때 가장 중요하게 채택되어야 한다는 것이었습니다. 인공관절술의 궁극적인 목표가 삶의 질을 향상시키는 것이고, 상황을 어떻게 인식할 것인가에 의해서 삶의 대략이 결정됨을 생각하면 수술 후 만족도에 대한 강조는 어쩌면 너무도 당연한 것이라 할 수 있습니다.

환자의 만족도는 여러 가지 요인에 의해서 결정됩니다. 의술이 제공할 수 있는 본래의 효과(통증감소, 기능회복, 변형교정)가 얼마나 성공적으로 나타나는가는 물론이고, 수술 전 환자가 의술에 대해서 기대하는 내용에 따라서도 다르게 나타날 수 있습니다. 그러므로 환자의 만족도를 향상시키기 위해서는 환자가 기대하는 내용을 개별적으로 파악하여 이를 배려한 맞춤형 치료계획을 세우는 것이 마땅합니다. 그러나 진료실에서 경험하는 환자의 불만족 원인은 전혀 예상하지 못한 것인 경우도 많습니다. 병원 주차장에서 경험한 불쾌한 일, 긴 대기 시간, 가족 또는 간병인과의 편치 않은 관계, 값비싼 병원비, 허리가 아파서 밤에 잠을 잘 수 없는 문제 등등. 의학적인 사안도 있고 그렇지 않은 경우도 있습니다. 이런 경우 마음속에 응어리져 있는 것들을 표출해 해소할 기회가 주어지지 않으면, 아무리 의학적인 설명을 오래 해도 환자는 만족하지 않습니다.

최선의 방법은 환자에게 솔직하게 묻고 그 응어리가 표출될 수 있도록 환자의 말을 경청하는 것입니다. 10분의 전문적인 설명으로도 열리지 않던 환자의 마음이 아무 말 없이 고개를 끄덕이면서 1분을 경청하면 열리는 경우를 종종 경험합니다. "그 마음에 무엇이 있을까?"를 헤아리는 일은 환자의 만족도를 높이는 핵심임은 물론, 더불어 사는 우리 모두가 함께 챙겨야 할 마음의 화두話頭가 아닐까 싶습니다.

◦ 2009년 3월 4일

불심으로 행하는 참된 의술

길은
앞으로 나아갈 때만
길이다
머물러 있으면
길은 숨어버린다

_김초혜, 〈길〉

참된 의사란 무엇인가

전문의 과정 중인 후배 의사들에게 가끔씩 묻는 질문이 있습니다.

"실력은 있는데 의사로서의 성품이 갖추어지지 않은 사람과 실력은 없지만 따뜻한 성품을 갖추고 있는 사람 중에서 어느 의사가 환자에게 더 위험하겠습니까?"

두말할 필요도 없이 질병을 효과적으로 치료할 수 있는 올바른 의학적 실력과 환자의 마음을 보살필 수 있는 따뜻한 성품을 두루 갖추는 것이 참된 의사의 핵심임을 잘 알고 있는 후배들은 고개를 갸우뚱거리며 이 우문愚問에 대한 답을 고민합니다. 저는 다음과 같은 변으로 제 어리석은 질문의 뜻을 설명합니다.

"나라면 성품은 편치 않더라도 실력을 갖춘 의사를 택하겠다. 왜냐하면 실력이 뛰어난 의사는 환자에게 해를 끼치지는 않지만 실력이 없으면서 환자에게 인기가 있는 의사는 실질적으로 해를 끼칠 수 있기 때문이다. 더욱이 이런 의사를 믿고 따르는 환자는 다른 의사를 찾을 노력조차 하지 않는 경우가 많기에 더욱 문제가 될 수 있다."

그런데 환자 진료를 담당하는 일선에서 가끔씩 스스로에게 묻게 되는 질문이 있습니다.

"이것이 과연 사람이 할 수 있는 일인가?"

심신의 질환으로 사람들이 병원을 찾을 때 기대하는 것은 지금 당장 질병을 치료하는 것이겠지요. 그렇지만 실제로 환자 본인과 가족이 필요로 하는 것은 육신이 앓고 있는 질환에 대한 치료는 물론, 그 치료 과정에서 겪게 되는 마음의 고통, 두려움도 함께 해결되기를 바랍니다. 또한 만성질환의 경우 환자가 그 질병으로 인해 고통받는 것은 질환 자체로 인한 증상뿐만 아니라 그 질환을 초래한 근본적인 원인이 소멸되길 바라게 되지요. 육체의 질병을 해결하고 나면 그 뒤에 숨어 있는 근본적인 문제가 드러나게 됩니다. 대표적인 예가 무릎 인공관절을 하는 경우입니다. 무릎 인공관절은 대단히 만족스러운 치료방법입니다. 그러나 100명 중 10명의 환자는 의학적으로는 대단히 성공적인 결과에도 불구하고 만족하지 못합니다. 이 경우 일부 환자들은 본래 고통의 원인이 무릎의 병이 아니고, 마음의 병인 경우가 있습니다.

제가 전공하는 분야에 세계적인 업적을 남긴 분이 언젠가 강의에서 이렇게 말했습니다.

"당신의 의학은 당신이 치료할 수 없는 환자가 이 세상에 있다는 사실을 인식하는 순간 몇 단계 높아질 것이다."

명의名醫가 되는 길은 모든 질환을 한결같이 잘 치료할 수 있는 능력에 달려있지 않습니다. 오히려 고칠 수 없는 것과 있는 것을 구별하고, 치료할 수 있는 질병을 갖고 있는 사람에게는 그에 맞는 치료법을 시행하고, 치유될 수 없는 질병을 갖고 있는 사람에게는 그와 더불어서 살아갈 수 있는 방법을 제시하는 의사가 명의라 할 수 있습니다.

어느 지혜로운 분이 삶의 마지막에 이런 말을 남겼다지요.

"내 삶에서 가장 행복한 순간이라고 생각했던 순간이 사실은 삶의 가장 어려운 세월로 가는 시작이었고, 가장 어려운 순간이라 생각했던 때가 사실은 가장 행복한 세월의 시작이었음을 이제는 알겠다."

그래서 저는 새해 소망을 이렇게 세웠습니다.

- 새해에는 돌보는 분들이 육신의 건강은 물론 마음의 건강을 되찾을 수 있도록 최선을 다하겠다.

- 새해에는 내게 소중한 세월을 맡기는 후학들에게 나와 함께 하는 시간을 그들의 경력에 큰 보탬이 될 수 있는 시간으로 만들어주겠다.

- 금년에는 일터에서 함께 일하는 동료들의 하루하루가 나로 인해서 조금은 더 소중한 날이 되도록 하겠다.

- 새해에는 내 가족이 건강하고 행복한 삶을 살 수 있기를 소망한다.

그중에서 가장 소중한 소망은 새해에는 저의 삶이 하루하루 맑고, 넓고, 깊어졌으면, 그리하여 속절없이 지나는 이 세월의 속도가 무섭지 않고, 세월의 지남이 허망하지 않고, 육신의 쇠잔함이 서럽지 않도록 지혜로운 사람이 되는 것입니다.

◦ 2009년 1월 19일

내가 만나고 싶은 의사

다양한 교육기법이 각 학문 분야에서 활발하게 적용되고 있지만 의학교육은 스승과 제자 사이의 개인적 만남을 통해서 이루어지는 도제교육徒弟教育, apprenticeship이 아직도 중요한 역할을 합니다. 그 이유는 의학적 지식을 배운 의사가 살아 있는 의술을 베푸는 참된 의사로 태어나기 위해서는 말과 글로 설명할 수 없는 많은 요건들이 충족되어야 하기 때문입니다. 도제교육 형태로 후배 의사들을 가르칠 때 제가 꼭 강조하는 것이 있습니다.

'내가 만나고 싶은 참된 의사'가 그것입니다. 참된 의사의 세 가지 요건이 있습니다. 첫째, 전문가로서의 기량입니다. 이는 의사의 가장 기본적인 요건입니다. 실력이 없는 의사는 환자에게 실질적으로 해를 끼치기 때문입니다. 둘째, 열정입니다. 열정이 없는 사람은 노력하지 않고, 노력하지 않는 사람은 전문가로서의 기량을 유지할 수 없습니다. 또한 그 기량을 환자를 위한 살아 있는 의술로 만드는 일에도 적극적이지 않습니다. 셋째, 환자를 위한 사랑입니다. 아무리 전문적인 기량과 열정을 갖추어도, 그 마음에 환자를 위한 사랑이 채워져 있지 않으면, 그의 기량과 열정이 환자를 위해서가 아니고 자신의 이익을 위한 수단으로 전락할 위험이 있습니다. 또한 모든 의학적 치료의 궁극적 목표는 환자의 삶을 행복으로 이끄는 것이고, 이는 환자를 위한 사랑이 그 마음 바탕에 있지 않고는 이루어질 수 없는 일입니다.

도제교육을 통해서 인연을 맺은 후배 의사들이 전문가로서의 최고의 기량을 갖추고, 열정적인 자세와 사랑이 가득한 마음으로 환자들을 돌본다면, 그를 기꺼이 참된 의사라 부르고, 그의 제자가 되어 도제교육을 받고 싶습니다.

◦ 2009년 2월 18일

병원이 수행해야 할 근본 의무

2004년 부처님 오신 날 봉축법요식 축사

안녕하십니까? 분당서울대학교병원 직원 불자회, 불곡회 회장 소임을 맡고 있는 정형외과의 김태균입니다. 불기 2548년 부처님 오신 날 봉축법요식에 참석하신 불자님들께 진심으로 감사드립니다. 특히 여러 가지 바쁘신 가운데에서도 시간을 내주신 큰 스님들, 오늘 법요식을 준비하느라 애써주신 불광사, 능인선원, 강남포교원 불자님들, 불곡회 법우님들께도 감사드립니다.

병원은 심신의 질환으로 고통받는 분들께 도움을 드리는 것이 그 본연의 의무입니다. 병원을 찾는 분들의 어려움을 해결하기 위해서는 직접 치료를 담당하는 의료진의 보살핌 뿐만 아니라 병원에 관련되는 모든 분들의 따뜻한 보살핌이 동등하게 필수입니다. 다양한 방편을 구족하신 부처님께서 근기에 따라 중생을 제도하셨듯이, 관세음보살이 천수천안의 모습으로 중생의 필요에 따라 모습을 나투시는 것처럼, 병원이 수행해야 할 근본적인 의무는 보살핌을 개별 환자에 따라, 또는 상태에 따라 다양하게 행하는 것입니다.

저희 분당서울대학교병원이 진료를 시작한 지 1년 만에 이렇게 훌륭하게 자리를 잡은 데에는 많은 분들의 소중한 노력이 있었습니다. 그중에서 병원을 찾는 불자 분들에게 늘 따뜻한 위로와 안식처가 되어온 법당의 역할이 다른 무엇보다도 컸으며 그 중심에서 모든 것을 관장하신 현수 스님과 스님을 도운 여러 불자님들의 역할은 아무리 칭탄을 올려도 부족합니다. 이 자리를 빌어서 다시 한 번 깊이 감사드립니다.

동국대학교 정병조 교수께서는 불자의 정의를 '부처님의 가르침을 사모하는 이들'이라고 했습니다. 개인적으로 길지 않은 세월이지만 부처님의 법을 사모하는 마음으로 세월의 고비마다 어려움을 원만하게 넘을 수 있었습니다. 여기 계신 모든 불자님들께

석가모니 부처님은 그런 분이시고, 그러기에 부처님이 이 세상에 오신 날은 우리 모두에게 가장 소중한 날 중의 하나일 것입니다. 오늘 이 법회가 우리 모두의 가슴에 부처님께서 이 세상에 오신 뜻을 소중하게 되새길 수 있는 좋은 시간이 되었으면 좋겠습니다.

다시 한 번 불기 2548년 부처님 오신 날 기념 봉축법요식에 참석하신 모든 분들께 감사드립니다. 감사합니다.

◦ 2004년 5월 19일

동업중생同業衆生

며칠 전 딸 가혜의 여름방학 숙제로 음악회를 다녀왔습니다. 숨가쁜 일주일을 마무리하는 토요일에는 본래 아무 일도 않고 잠자듯이 편하게 지내는 것이 일상이었으므로 저녁 햇살이 비추는 거리를 나서는 것이 마냥 즐겁지만은 않았습니다.

후고 볼프 현악 4중주단은 오스트리아 빈 음악원 동창생들이 모여서 형성한 연주단으로 퍼스트 바이올리스트 한국인을 포함해 단원 네 명 모두 다른 나라 출신입니다. 평소에 음악을 즐기긴 하지만 전문가는 아닌지라 그들이 연주한 드보르작과 브람스의 연주가 얼마나 완성도 높았는지 알 수 없었습니다. 다만 연주에 임하는 그들의 모습은 참 보기 좋았습니다. 30대 초반으로 이루어진 악단이여서인지 꿈을 가진 청년들의 모습이었습니다.

드보르작 곡이 끝나고 브람스 2악장이 시작될 무렵 내가 어떤 인연으로 이 자리에서 저들의 연주를 듣게 되었을까를 생각하게 되었습니다. 많은 생각을 하던 중 동창이면서 경쟁관계에 있었을지도 모를 그들이 연주 도중 하모니를 이루기 위해 서로를 바라보았고 저는 그들의 눈빛에서 짙은 동지애를 읽었습니다.

문득 동업중생이라는 부처님 말씀이 떠올랐습니다. 같은 시대를 살고 있는 중생은 같은 업을 갖고 태어난다는 뜻으로 이웃의 소중함을 일러주는 말씀입니다.

연주되는 곡을 작곡한 브람스가 이들보다 더 아름다운 서정을 느끼고, 음악에 큰 영향이 남겼을 수도 있겠지만, 지금 이 순간 내 귀에 아름답고 편안한 이복利福을 선사하는 바로 저들이 나의 동업중생이 아닌가 싶었습니다.

역사 속에 큰 업적을 남긴 이들을 통해서 많은 교훈을 얻을 수 있습니다. 또한 아름다운 면을 볼 수도 있습니다. 하지만 지금 내 곁에 있는 이웃은 선함과 추함을 함께 보아야 하는 동업중생입니다. 때로는 이웃의 존재가 즐거움보다는 불편함을 초래하는 경우가 있고 이웃이 주는 즐거움은 간과되기 싶습니다. 그러나 곁에서 지금 이 순간 함께 숨 쉬고, 함께 음악에 젖어드는 저들과 딸아이, 그리고 아내, 모든 나의 환자가 나의 금생을 소중하게 꾸며주는 동업중생임을 새삼 깨닫습니다.

◦ 2004년 7월 31일

부처의 진실한 뜻을 알게 하소서

본과로 진입한 1984년, 서울의대 불교학생회의 신입회원으로 부처님 가르침을 처음 접하게 되었지요.

"불교가 무엇인가요?"

"부처님의 가르침이다."

"부처님의 가르침이 무엇인가요?"

"각자가 지닌 빛깔을 마음껏 빛내며 살라는 가르침이다."

"그것이 무슨 말인가요?"

"부처는 세상의 모든 사람들이 부러워하는 왕족으로 태어나서 온갖 즐거움을 누렸지만, 생로병사의 괴로움을 벗어날 수 없었느니라. 오랜 세월 불퇴전의 마음으로 정진하여 그 괴로움을 여의게

된 부처는 이제 우리들도 부처와 같이 살아보지 않겠느냐고 권한다. 그것이 불교니라."

의대 캠퍼스 잔디밭에서 가졌던 첫 번째 모임에서 조명화 법사님과 나눈 대화입니다. 가난과 외로움으로 불안한 날이면 불교학생회 법당에서 향을 사르고 목탁을 두드리며 천수경 구절을 뜻도 알지 못하면서 그저 외우고 또 외웠습니다.

> 위없이 깊고도 미묘한 법,
>
> 백천만겁 지나도록 만나기 어려워라.
>
> 오늘 내 문득 듣고 배우고 지니게 되니
>
> 원컨대 부처님 진실한 뜻 알게 되기를 바라옵니다.

오늘은 성탄절이자 정각사 금강경 독송회 회향하는 날입니다. 운신도 어려운 몸으로, 차오르는 기침 사이, 가득 잠긴 음성으로 정목 스님이 부처님 가르침을 전합니다.

"세상의 중심에 수미산이 있고, 그 남쪽에 우리가 살고 있는 남섬부주가 있단다. 지은 복이 없이 아상, 중생상으로 살아가야 하기에 평생이 고달픈 세상, 그곳이 우리가 사는 곳. 그러나 이곳이

유일하게 부처가 될 인연을 정하는 선불계. 어떻게 정해지나? 세상의 온갖 수모와 핍박을 통해서 언제나 나를 따지는 아상, 어리석은 탐욕에 매이는 중생상, 그 모든 상을 내려놓고, 오직 맑은 뜻인 보현행만 남길 때 부처의 길 열리나니. 그 모습, 법화경의 상불경 보살이고, 성철 스님 말씀하신 온갖 핍박을 통해서 열리는 부처의 길이니, 이루어라."

이 말씀 듣고 몇 날 며칠 눈물이 앞을 가리셨다는 정목 스님.

부처로 가는 길, 모든 상 내려놓는 진실한 깨달음의 길, 그 길로 가기 위해서 모든 것을 끊어 내치는 그 칼날이 금강반야. 그러고 나서 남는 것이 보현행이리라.

바른 깨달음의 도량, 정각사 대웅전 석가모니 부처님을 모시는 후불탱화, 세상에 오신 탄생상, 깨달음 이루신 성도상, 처음 가르침 펴신 전법상, 가르침 오롯이 전하고 떠나시는 열반상. 그동안 여러 차례 정각사 대웅전 부처님께 인사 드렸지만 오늘에서야 그 뜻을 보게 되었습니다.

오전 법회 마치시고, 잦아지지 않는 기침에도 한결같이 불자 한 분 한 분 챙기시는 스님. 32년 전 냉기 가득한 의불회 법당에서 뜻 모르며 외었던 "원해여래진실의願解如來眞意"를 오늘 스님을 통해서 배웁니다.

부처님 감사합니다.

◦ 2016년 12월 25일

치료자의 리더십

새해를 시작하면서 포부를 다진 일이 엊그제 같은데 벌써 금년도 3분의 2가 지나고 넉 달만 남겨 놓고 있습니다. 팀원 모두 알차고 보람된 나날들 보내고 계시리라 믿습니다. 지난 토요일 교수 워크숍에서 하권익 서울의대 동창회장님께서 "의사가 변해야 병원이 산다"라는 제목으로 약 1시간 가량 좋은 말씀을 하셨는데 말씀 중에 팀원과 함께 나누고 싶은 내용이 있어서 적습니다.

어떤 집단이 크던 작던 간에 위기에 닥쳤을 때 그 위기를 극복함에 있어서 리더십의 중요성은 새삼 강조할 필요가 없습니다. 하권익 회장님께서 멋진 예로 경제공황과 제2차 세계대전으로 미국은 물론 전 세계가 위기에 빠져 있을 때 삶의 네 가지 가치(도전, 낭만, 사랑, 인류애)를 강조하면서 미국을 다시 희망으로 이끌어 초강대국으로서의 미국이 되기 위한 초석을 다진 프랭클린 D. 루스벨트 대통령을 언급하셨습니다. 루스벨트 대통령의 위대한 리더십은 매일매일을 삶의 '마지막' 날이라고 생각하며 살았던 것에 기인한다고 합니다. 여기서 하권익 회장님은 '마지막'을 새롭게 해석해 LAST의 첫 글자로 멋진 길을 제시하셨습니다.

L: Listen, 다른 사람의 의견과 필요가 무엇인지 경청하라.

A: Appreciate, 지금 이 순간을 이루기까지 도와준 사람들의 은혜를 감사하게 생각하고, 그것을 표현하라.

S: Support, 리더십은 군림하는 것이 아니고, 필요로 하는 사람을 도와주는 것이다. 조직원이 최고가 될 수 있도록 지원하라.

T: Touch, 모든 일은 사람이 하는 일이다. 사람의 마음을 얻을 수 있도록 손 잡아주고, 어깨를 두드려주고, 전화나 서신을 통해 사람들이 늘 자신이 존경받고 사랑받고 있음을 느끼도록 만들어라.

리더십은 매 순간을 삶의 마지막으로 생각하면서 최선을 다할 때 이루어짐을 시사했습니다.

아이들 학교 문제로 9월, 10월 병원을 비울 일이 많습니다. 여러 가지로 걱정이 앞서고 무엇보다 팀원들이 저의 도움을 가장 필요로 할 때 병원을 많이 비우게 되어서 마음이 무겁습니다. 하지만 이런 상황을 잘 알고 서로 노력하여 환자를 보살피고, 연구 교육 활동에 최선을 다한다면 오히려 더욱 보람 있는 시간이 될 수 있을 것이라는 희망을 갖습니다.

◦ 2008년 9월 1일

우리 병원이 지향해야 할 목표

분당서울대학교병원 중장기계획 발표를 듣고

어제 발표한 우리 병원 현황에 대한 내용은 대단히 인상적이었습니다. 우리 병원의 현 상황을 이해하는 데 많은 도움이 된 좋은 시간이었다고 생각합니다. 발표된 내용에서 중요한 사실들을 정리하면 우리 병원의 위상(인지도, 실적, 직원마인드)이 본원, A병원, B병원에 비해서 아직 미치지 못하고, S병원에 비해서는 일부 우수한 부분도 있지만 전체적으로 같거나 못하고, 그 외에 다른 병원에 비해서는 우수하다는 것입니다.

보고 내용 중 세 가지가 눈에 띄었습니다. 첫째, 의료진을 포함한 직원들도 중증 환자인 경우 경쟁 병원으로 환자를 보내겠다는 의견이 높았다는 것. 둘째, 우리 병원에 대한 직원들의 자부심, 다시 말하면 우리 병원이 최고의 직장이라고 생각하는 비율이 대단히 낮았다는 것. 셋째, 경쟁 병원과의 격차가 줄지 않고 심화되고 있다는 것입니다.

이상의 내용들은 상당 부분 사실이고 우리 모두가 인정하고 개선책을 모색해야 할 부분이라고 생각합니다. 그러나 제가 느낀 더 큰 문제는 그것이 전달되는 형식과 톤이었습니다. 우리 병원과 경쟁 병원과의 비교 성적표가 결과에 대한 상황논리와 직원들이 느낄 수 있는 마음을 고려하지 않고, 여과 없이 대단히 냉소적인 분위기에서 전달되었다는 것이었습니다. 발표를 마치고 저를 포함한 대부분 교수님들이 우울함, 쓸쓸함, 노여움 등을 느꼈습니다. 이는 이번 중장기 발전 계획 수립을 위한 본래의 취지를 심각하게 훼손할 수 있을 것으로 판단합니다.

어제 발표회는 마치 임상의가 진단을 위해서 방사선과에 검사를 의뢰하였는데 방사선과 기사가 자기가 알고 있는 획일화된 경험으로 환자에게 소견을 그대로 전달한 것과 같은 상황이었다고 생각합니다. 같은 소견이라도 전체 상황과 과거의 상황을 고려하면 일부 부정적인 소견이라 하더라도 사실은 발전적인 소견일 수도 있기 때문입니다. 예를 들면 위에서 정리한 내용들은 전혀 다른 각도로 해석될 수 있습니다.

첫째, 우리 병원이 경쟁 병원 네 곳보다 못하다는 사실은 다르게 해석하면 우리 병원은 경기도에 소재하면서 경쟁 병원보다 3분의 1 규모임에도 불구하고, 또 젊고 인지도가 없는 의료진으로 시작했음에도 불구하고 누구나 공인할 수 있는 상위 5위 병원에 들었다고 해석할 수 있습니다. 전국 인지도는 떨어질지도 모르지만 주변 도시에서 인지도가 높다는 사실과 특히 분당 지역 주민들은 A병원, B병원과 비교해도 우리 병원을 선호한다는 사실을 크게 주목해야 할 것입니다.

둘째, 의료진을 포함한 직원들이 중증 환자를 우리 병원이 아닌 다른 병원으로 보내겠다는 사실과 직원들의 우리 병원에 대한 만족도가 낮다는 사실도 다르게 해석할 수 있습니다. 이는 의료진을 교수와 전공의로 나누어서 분석해야 그 진위를 알 수 있으며, 설문지를 통한 조사의 경우 질문에 답하는 사람은 그 내용 자체에 대한 이해보다 현재 느끼고 있는 일시적인 부정적인 견해가 답으로 나타날 수 있기에 주의해서 해석할 필요가 있습니다. 저를 포함한 제가 만난 주변의 교수들 중에서 자기 가족을 우리 병원 외에 다른 병원으로 보내겠다는 사람은 한 명도 없었습니다. 직원들의 불만족은 실제로 병원에 대한 부정적인 생각보다는 그동안 우리 병원 직원 모두가 열심히 노력해 온 사실에 대한 충분한 칭찬이 전달되지 않은 것에 대한 반발일 가능성이 높습니다. 예를 들면 얼마 전 마무리된 의료기관 평가에서 2위를 차지한 것은 대단히 고무적인 일이었습니다. 직원들이 의료기관 평가 1위를 위해서 혼신의 힘을 다했고 그 결과는 사실 매우 만족스러운 것이었습니다. 그러나 그에 대한 칭찬은 대단히 소홀했습니다. 따라서 직원들 입장에서는 열악한 상황에서 최선을 다했지만 이에 대한 인정을 받지 못했다는 느낌이 불만으로 이어졌고, 그것이 이번 조사에서 부정적으로 나타났을 가능성이 있습니다.

셋째, 경쟁 병원과의 격차가 심화되고 있다는 사실도 다르게 해석할 수 있습니다. 최근 1년, 2년간 우리 병원에서 가장 활발하게 진료 활동을 하던 교수님들이 장기연수를 떠났던 상황도 고려해야 할 것입니다. 그분들이 복귀하면 다시 발전 추세를 보일 것입니다. 그리고 무엇보다도 치열한 경쟁에서 끊임없이 혁신 활동을 하는 것에 익숙한 기업체 병원과의 비교에서 이 정도의 성적이라면 고무적인 일이지 절대로 부정적인 면만 있는 것은 아니라고 판단해야 할 것입니다. 공정한 평가는 대형 병원과의 단순 비교가 아니라 우리와 비슷한 규모의 병원이 어떤 추세를 보였는가를 보아야만 우리가 노력해온 사실에 대한 올바른 평가를 할 수 있을 것입니다.

어제 발표된 내용은 우리 병원 중장기 발전계획 수립을 위한 대단히 소중한 자료라고 생각합니다. 그러나 그 내용을 해석하고 직원들에게 전달할 때는 대단히 조심스러워야 합니다. 결국 우리 병원이 경쟁 병원을 제치고 최고로 부상하기 위해서는 세 가지가 핵심일 것이기 때문입니다. 첫째, 직원들의 병원에 대한 열정과 자부심이 지속적으로 유지될 것. 둘째, 병원을 찾는 고객들에게 지속적인 만족과 신뢰를 줄 것. 셋째, 병원이 경쟁하는 전반적인 상황에서 유리한 입장이 될 수 있도록 입지를 만들 것(규모, 시설, 정책 면에서),

이 중 핵심은 첫 번째라고 생각합니다. 우리 병원에서 근무하는 직원 모두가 병원에 대한 사랑과 자부심이 넘치고, 병원을 찾는 고객에게 최선을 다하고, 그리하여 병원을 찾는 고객들이 새로운 고객을 불러 모으고, 그것이 국민 여론으로 형성된다면 우리의 장래는 말할 것도 없이 밝을 것입니다. 결국 모든 일의 성패는 우리 직원들의 열정, 사랑, 고객 중심 마인드를 어떻게 유지하는가에 달려있습니다.

적이 몰려올 때 병사들은 적의 규모를 보고 놀라지 않습니다. 압도적인 적이 몰려올 때 병사들은 그들을 이끄는 지휘관과 동료의 표정을 살핍니다. 만약 그들이 지휘관의 표정에서 공포와 자신감의 결여를 느끼고, 곁의 동료가 도망치는 것을 목격한다면 그 전쟁은 할 필요도 없이 이미 진 것입니다. 어제 발표를 본 우리 병원 교수님들은 집행부 교수님들의 표정을 살필 것입니다. 그리고 일반 직원들을 대상으로 한 발표에서 같은 내용을 본다면 직원들 또한 집행부 및 교수님들 표정을 살필 것입니다. 만약에 그들이 집행부 교수님들을 포함한 그 상관의 표정에서 실망과 좌절을 느낀다면 우리 병원의 미래는 없다고 보아야 할 것입니다. 어제 모임에서 제가 느낀 바를 솔직히 말씀드리면, "전쟁터에서 목숨을 걸고 싸워 왔는데 갑자기 다른 부대 지휘관이 와서 이것밖에 못했느냐, 군법회의에 회부할 성적이다. 그리고 너희는 곧 전멸할 것이다"라는 말을 듣는 병사의 마음이었습니다.

두서없는 글이 너무 길어졌습니다. 이제 제가 말씀드리고자 하는 뜻을 정리하는 것이 좋을 것 같습니다.

첫째, 컨설팅의 발표 내용과 형식은 수정되어 전달해야 합니다. 직원들의 사기와 자부심을 저하시킬 수 있는 내용은 집행부 교수님들만 검토해 정책에 적극 반영하시고, 직원들에게는 일부 부정적인 면이 있지만 "우리는 참 잘해왔고, 앞으로 더 잘할 것이다.

그동안 여러분들의 노고를 치하하고 소홀하게 인정된 부분이 있다면 최선을 다해서 보상하겠다. 여러분이 우리 병원의 주인이고 자랑스럽다"라고 끊임없이 말씀해주시면 좋겠습니다.

둘째, 발표가 끝난 후 회의 진행은 집행부에서 하고, 마지막 발언은 꼭 원장님께서 희망을 담은 메시지를 전달하여 주시면 좋을 것 같습니다.

셋째, 우리 병원 교수님들은 젊고, 따라서 전국적인 지명도가 없습니다. 그분들에게 "당신은 최고입니다. 지금은 아니어도, 분당서울대학교병원에 근무하고 있고, 우리 모두가 최선을 다하면 우리 나라 최고, 세계 최고가 될 것입니다"라고 끊임없이 격려해주시면 감사하겠습니다.

넷째, 집행부 교수님들 그리고 간부들께서 예측하지 못한 시간과 장소에서 직원들을 격려하는 시간을 마련해주시면 좋을 것 같습니다. 예를 들면, 원장님, 부원장님, 간호부장님께서 금요일 밤 10시경 전체 병동을 돌면서 업무 교대 중인 간호팀에게 격려를 해주시고, 의국 및 연구실에서 연구에 매진하고 있는 의료진에게 작은 간식을 전달하여 주시고, 시설팀, 주차관리, 발전소에서 일하는 분들의 어깨를 두드려주십시요. 외래에 진료 중인 교수 진료실에도 들르셔서 어깨를 두드려주십시요.

어릴 적 어머니 손을 잡고 밤길을 걸었던 때가 생각납니다. "엄마, 얼마나 남았어요?" 하고 물으면, 어머니는 "다 왔다, 우리 애기 장하다. 조금만 더 가면 된다" 이렇게 말씀하셨습니다. 그때 엄마가 "아직 멀었다. 너 왜 이렇게 칭얼거리니?" 이렇게 대하셨다면 그 깜깜한 밤에 주저앉아 울기만 했을 것입니다. 저는 인생을 살면서 이런 질문을 수도 없이 하면서 밤길을 걸어 지금에 이르렀습니다. 자랑스러운 우리 분당서울대학교병원 멤버들을 칭찬하고, 격려해주세요. 그러면 우리는 일취월장할 것이고 사람들이 경기도 분당의 작은 병원을 찾아 인산인해를 이룰 것입니다.

산적한 많은 어려움을 멋지게 헤쳐 나가고 계신 원장님, 집행부 선생님들께 감사의 마음을 두서없는 글로 대신합니다.

◦ 2008년 11월 13일

버릴 때 얻는 것

외과의사로서의 제 하루는 외래 진료와 수술로 채워집니다. 흔히 수술이 외래 진료보다 더 어려울 것으로 생각하지만 저는 외래 진료가 수술보다 어렵습니다. 수술에서의 문제는 노력과 준비로 해결할 수 있지만, 외래 진료에서의 문제는 그 해결책이 환자 본인에게 있는 경우가 많기 때문입니다.

근래 병원을 찾은 퇴행성 관절염 초기로 진단된 50대 환자의 경우도 그러합니다.

"퇴행성 관절염 초기상태입니다. 노화가 원인이기 때문에 근본적인 치료법은 없지만 다행히 심하지 않으시니 이제부터 관절 관리를 잘하시고, 증상이 심할 때만 병원에서 치료받으시면 됩니다" 라고 설명을 했습니다. 이에 대해 환자들은 다음의 두 가지 반응을 보입니다. "그래요? 심각한 병인가 걱정했는데 다행입니다. 이제부터 관리만 잘하면 된다는 말이지요?"라는 반응을 보이는 환자는 질병으로 불편함을 겪기는 하지만 삶을 전체적으로 행복하게 살아갑니다.

두 번째 경우는 "퇴행성 관절염은 한 번 생기면 낫지 않는다는데, 아직 젊은데 벌써 퇴행성 관절염이 생겼다니! 큰일났네!"라는 반응을 보이는 분들입니다. 이런 분들은 불안한 마음에 여러 병원을 방문하면서 온갖 치료법을 시도해보지만, 결국 특별한 효과 없이 큰 고통에 시달립니다. 이렇듯 무릎 상태는 비슷해도 현재 상태를 어떻게 받아들이느냐에 따라서 삶에 미치는 영향은 현저히 다릅니다.

노화를 받아들이는 방법도 마찬가지입니다. 늙어감을 느끼는 것은 누구에게나 편치 않은 경험입니다. 그러나 건강관리를 더욱 철저히 하고, 남아 있는 세월의 소중함을 깨달아 알차게 시간을 보낼 수 있다면 작은 버림을 통해서 큰 것을 얻는 경지境地일 것입니다.

작은 것을 버림으로써 큰 것을 얻는 경우는 환자에게만 적용되는 것은 아닌 듯합니다. 처음 진료를 시작할 때는 모든 환자에게 의학적인 도움을 줄 수 있을 것으로 생각했습니다. 그러나 세월이 지나면서 의학적 해결책을 제시할 수 없는 환자가 있다는 것을 깨닫게 되었습니다. 이 경우 제가 할 수 있는 최선은 환자 본인이 현재의 상황을 받아들이고 그 문제와 더불어서 지낼 수 있도록 돕는 것입니다. 선배 의사가 해준 충고가 있습니다.

"최선의 노력에도 불구하고 문제를 해결해 줄 수 없는 환자가 있다는 것을 인정할 때, 당신은 좀 더 좋은 의사가 될 수 있습니다."

진료실에서 스스로를 자주 일깨우는 말입니다. 의학적 해결책을 제시할 수 없을 때, 제가 진실로 환자를 위해서 할 수 있는 것은 피할 수 없는 현재의 상황을 환자 스스로 자연스럽게 받아들이도록, 그리하여 오히려 더 큰 것을 얻을 수 있도록 돕는 것입니다.

몇 년 전 라디오에서 불치병 환자를 돌보는 눈 푸른 의사가 환자에게 해준다는 이야기를 들었습니다.

"저는 당신을 대신해서 그 길을 가줄 수는 없습니다. 그러나 당신이 가는 마지막 순간까지 함께 있어 드리겠습니다."

의학적 해결책을 제시할 수 없는 환자를 만날 때마다 스스로 배우는 경계境界 입니다.

◦ 2009년 1월 19일

후배에게 전하는 말

일터를 지켜라.

그러면 그 일터가 당신을 지킬 것이다.

_벤자민 프랭클린, 《덕의 기술》

흰 눈 위의 발자국

이번 달 저의 수술팀에 배정된 막내는 이제 의사로서 첫 걸음을 시작하는 스물여섯 살 된 여자 수련의입니다. 며칠 전 그 수련의에게 장래 희망하는 전공 분야를 물었습니다. "이제 막 병원 근무를 시작하였으니 수련의로서 1년을 지낸 후 결정하겠습니다" 정도의 대답을 기대한 저에게 그는 놀라운 답변을 건넸습니다.

"암을 전공하는 내과 전문의가 되고 싶습니다."

한때 사람의 신비한 뇌를 다루는 신경외과 의사가 될 것을 희망했지만 뇌수술에 동반되는 육체적, 정신적 어려움과 종종 뇌수술 후 신체장애를 얻게 되는 환자들이 부담스러워 꿈을 접었던 저로서는 예상치 못한 답이었습니다. 그리고 이어서 답했습니다.

"다른 의사들이 도움을 줄 수 없는 말기암 환자들에게도 포기하지 않고 도움을 줄 수 있는 모습이 좋아서요. 모교에서 학생 실습 때 그런 은사님을 몇 분 뵈었습니다."

힘들고 어렵지만 소중한 생명을 보살피는 분야보다는 전문의를 마치고 나서 여유롭고 쾌적한 생활을 누릴 수 있는 전공을 선택하는 근래 의료계의 안타까운 현실을 고려하면 그녀의 대답은 제게 신선한 감동이었습니다.

그날 이후 후배 의사들에게 비추어질 제 모습을 자주 돌아보게 되었습니다. 새벽부터 시작되는 회진, 늦은 밤이 되어서야 끝나는 수술, 강의 및 논문 준비로 여유 없는 주말, 쾌적함과는 거리가 먼 저의 일상이 혹 정형외과를 지망하는 후배들의 발걸음을 돌리는 요인이 되지 않을까 걱정이 됩니다. 그러나 그 어떤 영화도, 그 어떤 스포츠도, 그 어떤 휴양지도 아닌, 새벽을 깨고 나와 시작하는 아침 회진이, 주말 내내 끙끙거리며 마무리한 논문이, 늦은 밤 회진에서 만난 오히려 의사를 걱정하는 환자의 어진 눈빛이 저의 삶을 밝고 시원한 곳으로 이끌고 있음을 후배들도 함께 느낄 수 있기를 바라봅니다. 소중한 것을 이루기 위한 땀과 노력이, 그리고 배울 수 있는 기회에 감사하는 마음만이 속절없이 빠르게 흘러가는 무상한 세월 속에서 삶의 의미를 찾아주는 경계임을 저의 모습을 통해 후배들도 알게 되기를 바라고 바랍니다.

"이른 새벽, 아무도 밟지 않은 흰 눈 가득한 벌판을 바라보는 그대는 무슨 생각을 하는가? 그대 발자국을 따라 걷는 뒷사람이 잘못된 길로 가지는 않을까를 마땅히 걱정할 일이다."

서산 스님께서 하신 말씀이 요즈음 제 마음의 스승입니다.

◦ 2009년 3월 18일

교육자는 거울이다

저는 전생에 서당 훈장이었다고 합니다. 가난한 집 청년에게 마음을 주는 딸이 못내 못 미더워 앞날이 걱정이었던 장모님께서 사주보는 집에서 들으셨다고 합니다. 그래서인지 몰라도 저는 가르치는 것을 좋아하고, 청년들과 시간을 보내는 것을 좋아합니다. 그러나 막상 교육에 대해서 특별한 교육을 받을 기회가 없었습니다.

이번 겨울에 서울의대 의학교육연수원에서 시행하는 학생상담 집중 워크숍이 있기에 참석했습니다. 워크숍에서 배운 것 중에 가장 기억에 남는 것은 좋은 상담은 학생 스스로의 모습을 살펴서 해결책을 찾을 수 있도록 '거울'이 되어주는 것이라는 이야기였습니다. 고민하는 학생의 문제를 듣고, 원인을 분석해서 해결책을 제시하는 것은 가능하면 하지 않는 것이 좋다고 합니다. 그것은 효과가 없을 뿐더러 오히려 스스로 문제를 해결하는 능력이 함양되는 것을 방해한다고 하더군요.

문득 주말마다 하는 테니스 운동이 생각났습니다. 겨울에도 어김없이 테니스를 즐기는데 기온이 영하로 내려가면 실내 코트임에도 손가락이 굳을 정도로 춥습니다. 그런데 테니스를 치기 시작하면 춥던 몸에 오히려 땀이 납니다. 난로를 켜는 사람들은 오들오들 떨면서 난로를 쬐고 있지만, 신나게 공을 넘기는 사람들에게 추위는 남의 세상일입니다.

좋은 상담은 자신의 모습에서 장점과 단점을 모두 보고는 스스로 해결책을 찾아서 나가도록 거울이 되어주는 것, 그리하여 내부의 넘치는 열기로 영하의 온도가 전혀 추위로 느껴지지 않도록 믿고 기다려 주는 것이 아닐까 싶습니다. 거울이 되어 스스로의 모습을 비추어 보고 해결책을 찾아나갈 수 있도록 기다려 주는 것, 그것이 진정한 교육자의 자세가 아닐까요?

◦ 2015년 12월 27일

천안북일고등학교 후배에게 보내는 축사

졸업생 축사

졸업생 여러분, 졸업을 축하합니다. 제가 오늘 여러분에게 축하의 뜻으로 전하고 싶은 얘기는 "시련에 좌절하지 말고 나만의 꿈을 이루기 위해서 뚜벅뚜벅 걸어가라"입니다. 여러분 중에는 원하는 대학에 진학하게 되어 기쁜 마음으로 오늘 이 자리에 서 있는 사람도 있을 것이고, 원하는 대학이 아닌 학교로 진학하거나, 가정 형편으로 바로 사회생활을 시작하게 되어 마음이 밝지만은 않은 사람들도 있을 것입니다. 그러나 어떤 상황에 있든지 각자 마음속에 있는 꿈을 이루기 위해서 현재 상황에서 가능한 일을 차곡 차곡 쌓아간다면 그 꿈은 반드시 이루어집니다. 그리고 그 과정에서 겪게 되는 어려운 일들은 미래에 더욱 큰 자산이 됩니다. 개인적인 경험과 진료실에서 뵙게 되는 많은 분들의 인생 여정을 보면서 인생의 시련은 특히 젊어서의 시련은 오히려 꿈을 이루기 위한 초석이 된다는 것을 더욱 분명하게 느낍니다. 다시 한 번 졸업과 자랑스러운 우리 북일 동문이 되신 것을 축하합니다. 감사합니다.

신입생 축사

오늘 이 자리에서 북일인으로서 소중한 3년을 시작하는 후배 여러분, 북일고등학교 입학을 축하합니다. 오늘 여러분의 입학을 축하하며 전하고 싶은 얘기는 "스스로를 귀하게 여기시고, 시련과 실패를 통해서 배워라"입니다. 여러분은 인생에서 가장 소중한 자질을 갖추게 될 3년의 고등학교 시절을 시작하게 됩니다. 이 소중한 시기를 북일에서 시작할 수 있다는 것은 큰 축복입니다. 그러나 그 3년의 시간은 절대로 편안하고 즐겁지만은 않을 것입니다. 오히려 어렵고 힘든 시간이 더 많을 것입니다.

그러나 너무 걱정하지 마세요. 즐겁고 편안한 시간보다 힘들고 어려운 시간을 통해서 여러분은 더욱 깊어지고 넓어질 수 있습니다. 여러분이 스스로를 귀하게 여기고, 실패를 통해서 오히려 배울 수 있다면 여러분의 앞날은 언제나 밝게 열려 있습니다.

저는 1963년에 전기도 들어오지 않던 산골 마을의 아주 가난한 집에서 태어났지만 서울의대를 졸업하고 모교에서 환자를 돌보고 제자들을 가르칠 수 있는 자랑스러운 자리에 있게 되었습니다. 그 인연은 북일에서 시작되었습니다. 제게 있어서 북일에서의 3년은 편안하고 즐거운 시간보다는 걱정되고 어려운 시간이 더 많았습니다. 그러나 그 어려운 시간을 통해서 배울 수 있었고, 좋은 친구들을 사귈 수 있었습니다. 이제 소중한 고등학교 3년을 북일인으로 시작하는 후배 여러분, 시련과 실패를 통해서 배우시고, 스스로를 늘 귀하게 여기시기 바랍니다. 다시 한 번 입학을 축하합니다.

ㅇ 2013년 2월 1일

평생 간직해야 할 마음

분당서울대학교병원 무릎팀과 함께 읽은 글

아침 바람이 유난히 매섭습니다. 전방 고지에는 수은주가 영하 20도 밑으로 내려갔다고 합니다. 오늘 아침 귀하게 만나게 된 조선조 4대 문장가의 한 분으로 꼽히는 상촌 신흠 선생의 멋진 글과 6년 전 미국에서 추운 겨울을 보내고 있을 때 친구가 보내 준 백범 선생의 글을 함께 읽고 싶어서 보내드립니다.

桐千年老恒藏曲(동천년노항장곡)

梅一生寒不賣香(매일생한불매향)

月到千虧餘本質(월도천휴여본질)

柳經百別又新枝(유경백별우신지)

오동나무는 천 년이 되어도 항상 곡조를 간직하고,
매화는 일생을 춥게 살아도 향기를 팔지 않는다.
달은 천 번을 이지러져도 그 본질이 남아 있고,
버드나무는 백 번을 꺾여도 새 가지를 돋운다.

_상촌 신흠象村 申欽(1566-1628)

세상이 끊임없이 변하는 것은
천지간에 당연한 이치라지만
평생을 두고 다짐해서 흙 속에 묻혀서도
이것만큼은 지켜야 한다는 것이
한 가지는 있어야 하지 않을까?

그냥 그렇게 시대의 유혹에 식혀지고 말
그런 다짐이라면
애당초 시작도 말 것이었다.
이제는 일어나 '쪽빛'을 찾아 나서길 바란다.
쪽빛은 구름 한 점 없는 하늘의 색깔.
바로 희망의 색깔이다.

그리고 항상 긴장을 잊어서는 안 된다.

자신의 삶에 대한 긴장, 역사에 대한 긴장을

소중한 마음의 보석으로 간직하여

살아가길 바란다.

◦ 2008년 1월 24일

학문을 닦는다는 것

제자 전임의를 지도하며 적은 글

논문은 완성이 목적이 아닙니다. 이 논문을 완성하는 과정에서 향후 의학자로서 독자적인 학문 활동을 수행할 수 있는 기본적인 역량을 수립하는 것이 더욱 큰 목적입니다. 따라서 너무 조급하게 결과를 내려 하지 말고, 연구 및 논문 작성에 필요한 사항을 이번 연구를 통해서 취득하는 것이 좋습니다. 내가 선생에게 권해주고 싶은 구체적인 단계는 다음과 같습니다.

1) 연구 주제에 관련된 모든 기존의 연구 논문을 모두 읽으시고 (최소한 초록이라도 읽으십시오) 정리하시기 바랍니다. 백을 알고 다섯을 애기하는 사람과 열을 알고 다섯을 애기하는 사람은 같은 다

섯을 얘기해도 그 깊이가 다릅니다.

2) 통계에 관련된 서적과 SPSS 프로그램을 이용하는 방법에 대한 서적을 구입하셔서 동시에 공부하시기 바랍니다. 얻어진 자료를 직접 볼 수 없고, 직접 통계 분석을 할 수 없으면 그 지식은 사상누각입니다.

3) 이상의 두 단계를 마친 후 선생이 느끼기에 "이것이 이 자료로 할 수 있는 최선의 학술적 주장이고, 이것이 내가 쓸 수 있는 최고의 논문이다"라고 느껴지는 논문을 완성하시기 바랍니다. 그러기 위해서는 주변의 모든 사람이 작성하는 논문의 내용을 이해할 수 있을 정도로 집중하고, 생각하고, 고민해야 합니다. 많은 밤을 새면서 고민하고 한 문장을 완성하기 위해서 10편의 논문을 찾으면서 본인 안에 기량이 쌓이는 것입니다. 평생에 다시없는 기회라 생각하시고, 고뇌하고, 몸부림치면서 한 문장씩 마무리하시기 바랍니다.

새로 전임의를 시작하는 두 분 선생께 내가 생각하는 학문하는 원칙에 대해서 얘기하고자 합니다. 학문은 이를 통해서 세상에서의 자리를 마련하고 뜻을 펴는 의미도 있지만 우리 삶의 의미와 가치를 발견하는 데 더 큰 뜻이 있습니다. 인생의 어느 시기에 자기의 모든 역량과 혼신을 다 바쳐서 학문에 몰두하고 그것이 주는 기쁨을 얻을 수 있다면 우리가 사람의 몸을 받아 이 세상에 온 가장 큰 의미를 발견하는 첩경일 것입니다. 우리 팀에서의 금년 1년이 두 분 선생께 혼신의 노력으로 학문에 몰두하고, 자기 안에 갖추어진 멋진 가치를 발견할 수 있는 좋은 기회가 되기를 바랍니다.

> "문장이란 무슨 물건일까? 학식은 안으로 쌓이고, 문장은 겉으로 펴는 것일세. 도구와 전고가 가슴속에 빼곡하여 사물이나 일이 만나 시비가 맞붙고 이치가 서로 드러나게 되면, 내가 마음속에 자욱하게 쌓아둔 것이 큰 바다가 넘치듯 넘실거려 한바탕 세상에 내놓아 천하 만세의 장관이 되게 하고 싶은 생각이 들게 되네. 그 형세를 능히 가로 막을 수 없게 되면 내가 드러내려 했던 것을 한바탕 토해놓지 않을 수가 없게 된다네. 이런 것을 일러 문장이라 하는 걸세."
>
> _정민, 《다산선생 지식경영법》

◦ 2007년 3월 9일

의술 공부는 마라톤과 같다

미국정형외과학회 초록 제출을 마친 팀을 격려하며

지난 몇 주 동안 AAOS 초록 제출을 위해서 밤낮을 가리지 않고 애써서 노력한 팀원에게 칭찬과 감사의 뜻을 전합니다. 고생 많으셨고 잘 하셨습니다. 그러나 초록 마감은 씨앗을 뿌린 것에 불과합니다. 뿌려진 씨앗이 싹을 틔우고 좋은 열매를 맺게 하기 위해서는 앞으로도 더욱 많은 정성과 노력이 기울여져야 할 것입니다.

10킬로미터 마라톤을 완주해야 할 사람이 250미터 한 바퀴를 돌고 세상을 다 얻은 듯 나태해지는 어리석음을 범해서는 안 될 것입니다. 우리 모두 다시 마음을 다스려 새로운 각오와 자세로 정진합시다.

누구나 많은 꿈을 갖고 지낼 수 있습니다. 그러나 그것을 이루기 위해서 시한을 정하고 철저한 노력을 하지 않는다면 그것은 부질없는 백일몽에 불과합니다. 마감 일자를 정하고 지키기 위한 노력이 있고 없느냐가 꿈dream과 계획plan의 차이입니다. 나는 내 팀에서 꿈만 논의되는 것을 원치 않습니다. 계획들이 논의되고 그것이 이루어지는 기쁨을 함께하고 싶습니다.

건승을 빕니다.

◦ 2007년 6월 7일

〈귀중한 시간을 사용하는 세 가지 방법〉

하나. 현재 속에 살기

행복과 성공을 원한다면

바로 지금 일어나는 것에 집중하라.

소명을 갖고 살면서

바로 지금 중요한 것에 관심을 쏟아라.

둘. 과거에서 배우기

과거보다 더 나은 현재를 원한다면

과거에 일어났던 일을 돌아보라.

그것에서 소중한 교훈을 배워라.

지금부터는 다르게 행동하라.

셋. 미래를 계획하기

현재보다 더 나은 미래를 원한다면

멋진 미래의 모습을 마음속으로 그려라.

그것이 실현되도록 계획을 세워라.

지금 계획을 행동으로 옮겨라.

_스펜서 존슨, 《선물》

전념하는 사람이 되십시오

제자 전임의와 주고받은 편지 1

권 선생께

지금까지 함께 근무했던 사람 중에서 가장 나와 유사한 점이 많은 사람이 권 선생입니다. 시골에서 나고 자랐고, 여유롭지 않은 집안 형편을 가졌으며, 전체를 보는 안목이 뛰어나고, 일의 즐거움을 누릴 줄 알며, 인문학적 지식 및 열정을 가진 사람… 나는 다행인지 불행인지 주변과 잘 어울릴 수 있는 너그러움을 타고나지 못해서 지금 일에 전념할 수 있습니다만 권 선생은 주변과 잘 어울릴 수 있는 능력까지 타고나서 한세상 살기에 참 좋습니다. 그러나 그러기에 일생을 소홀한 일, 소홀한 사람과 어울리며 살 위험성이 있습니다. 이런저런 생각으로 내가 권 선생에 대해서 갖고 있는 관심과 기대도 특별하답니다. 권 선생이 우리나라에서 한 분야의 위상을 바꾸고 후학들의 롤모델이 될 수 있기를 기도합니다.

김태균 보냄

김태균 선생님께

너무나 벅찬 말씀이십니다.

언제나 게으르고 나태하기에 선생님의 말씀에 정말이지 너무 부끄럽습니다. 선생님 열정과 진정성에 따라가려 늘 노력하지만 항상 너무나 모자람을 느낍니다.

인생에는 몇 번의 만남과 인연이 있다고 합니다. 저는 좋은 부모님을 만났고 좋은 아내를 만났고 최근엔 좋은 멘토와 스승을 만났으니 항상 감사드리고 있습니다.

분당에서 배우기 전과 배운 후의 저의 모습은 마치 관절염으로 고생하다 수술을 받고 달라진 생활과도 같습니다. 짧은 1년이었지만 저에겐 엄청난 문화적 충격과 도전이었습니다. 최고의 팀에서 최고를 배우기에 전혀 모자람이 없어 늘 달려가고만 싶었던 시간들이었습니다. 제 선택에도 후회는 없었고요.

언제나 선생님의 글과 말씀에서 자극을 받고 나아지려 노력합니다. 부족한 저에게 분에 넘치는 관심과 격려를 주심에 다시 한 번 감사드립니다. 삶을 배워나가는 데 좋은 스승으로 늘 계셔주시길 기도합니다.

부천에서 권○○ 올림

◦ 2009년 5월 13일

뜻깊은 수행자처럼

제자 전임의와 주고받은 편지 2

김태균 선생님께

토요일 학회 발표를 마치고 연락을 드렸어야 했는데 주말에 집안의 여러 대소사로 이렇게 늦게 연락드리게 되었습니다. 죄송합니다. 토요일에 준비한 원고는 큰 실수 없이 발표한 것 같습니다. 그런데 토의 시간에는 아무래도 많이 부족했던 것 같습니다. 앞에 나가서 질문을 받으니 요지가 잘 파악되지 않았습니다. 물론 제 실력 탓이지요. 사실상 이번 발표가 제게는 처음과도 같았습니다. 많이 부족했지만 이번 경험을 계기로 앞으로 발전해 나가도록 노력해야겠다고 다짐했습니다.

선생님!

이번 학회를 참가하면서 제가 느낀 가장 핵심적인 감정을 곰곰이 생각해보니, 그것은 '좌절감'이었습니다. 우리 팀 발표가 대부분 영어로 이루어져서 발표나 질문 등을 이해하는 수준이 너무 낮았습니다. 그에 비해 국내 학회임에도 여러 교수님들과 몇몇 젊은 연구자들은 훌륭한 영어를 구사하는 것을 보았습니다. 많이 부러웠고, 저의 능력이 답답하게 느껴졌습니다. '논리'가 가장 중요하겠지만 영어의 장벽을 극복하지 못하고서는 결코 앞으로 나아갈 수 없겠다는 생각을 하였습니다. 선생님께서 미국 펠로십fellowship이라는 길을 제시해주신 이유를 피부로 느낄 수 있었고, 저 역시 그 열망이 강해졌습니다.

또한 배경지식이 없다 보니 발표나 포스터의 핵심을 빨리 이해할 수 없었습니다. 선생님께서 말씀하신 대로 앞으로 최소 몇 년은 모든 발표 내용을 확인하면서 공부해야 '세상 돌아가는 모양'을 파악할 수 있지 않을까 합니다. 그 말씀 가슴에 새기고 정진하도록 하겠습니다.

올해 느낀 내용들을 잘 기록해두고 스스로 성장해나가는 모습을 매년 비교해보아야겠다는 생각을 해보았습니다. 선생님께서도 제가 앞으로 나아가는 걸음걸음에 훌륭한 가르침으로 함께해 주시기를 부탁드립니다!

Dr. 브랜드의 강의를 들으면서 그간 선생님께서 가르쳐주신 내용들과 거의 동일한 내용임을 확인하고 놀랍고도 뿌듯했습니다. 우리 팀에서 선생님께 배우는 내용과 방식이 곧 전 세계적으로 통용되는 수준이라는 뜻이기 때문입니다. 지금의 위치에 서시기까지 선생님께서 그간 쏟아부은 노력이 도대체 얼마만큼일까 상상해보면서, 저희 후학들은 어쩌면 너무나도 쉬운 길로 걸어갈 수 있는 행운을 얻은 것은 아닌가 하고 생각했습니다. 다시 한 번 모든 것에 감사드립니다.

학회와 여행 후에 수술하시느라 오늘 힘드시지 않을까 걱정됩니다. 아무쪼록 힘내셔서 잘 마치시길 빌겠습니다. 그럼 안녕히 계십시오.

제자 나○○ 올림

나 선생께

좌절감이라는 표현은 적절하지 않습니다. 좌절감은 목표를 정하고 최선의 노력을 하였는데 그것이 이루어지지 않았고, 또 앞으로의 노력으로도 해결될 수 없겠구나 하는 느낌입니다. 나 선생은 지금까지 목표를 분명하게 정하지도 않았고, 그것을 어떻게 이루겠다는 구체적인 계획을 세운 바도 없고, 더구나 그것을 위해서 혼신의 노력을 다한 적이 없습니다. 그러니 좌절감이라는 표현은 적절하지 않습니다.

대분심大憤心이라는 표현이 더 적합하겠습니다. 이는 어떤 상황에 크게 분노하는 마음입니다. 나 선생의 현재의 상태, 그리고 지금까지 안일하게 지내왔던 세월에 크게 분노하는 마음을 느끼고 혼신의 노력으로 매 순간을 보낸다면 이번에 느낀 나 선생의 마음은 큰 약이 될 것입니다.

옛날 어느 뜻깊은 수행자는 하루 종일 참선 수행을 하고도 해가 저물면 오늘도 도를 깨치지 못했다고 통곡을 하였다고 합니다. 대분심은 도를 이루기 위해서 꼭 필요한 마음입니다. 부디 그 마음을 잊지 마시고 매 순간 최선을 다해서 정진하시기 바랍니다.

김태균 드림

◦ 2012년 10월 23일

인생의 큰 기쁨

제자 전임의와 주고받은 편지 3

나 선생께

이 세상 사는 재미는 나이에 따라, 상황에 따라, 사람에 따라 다르지만 그중에 내가 소중하게 생각하는 일들을 노력해서 이루어 나가는 일만큼 큰 기쁨이 있을까요? 그것이 나를 바꾸고, 세상을 바꿉니다.

나 선생이 훨훨 나는 모습을 지켜보는 것이 저에겐 큰 기쁨이겠습니다. 이번 CCJRCurrent Concepts in Joint Replacement에 다녀오면서 이덕일 작가가 지은 《내 인생의 논어 그 사람 공자》를 읽었습니다. 내가 좋아하는 논어의 구절을 나 선생에게 큰 마음의 축사로 보냅니다.

學而時習之면 不亦說乎아.

배우고 때로 익히면 또한 기쁘지 아니한가?

_논어 제1편 학이學而

吳十有伍而志于學하고 三十而立하고 四十而不惑하고 伍十而知天命하고 六十而耳順하고 七十而從心所慾하되 不踰矩호라.

나는 열다섯 살에 학문에 뜻을 두었고, 서른 살에 자립했고, 마흔 살에 불혹했고, 쉰 살에 하늘의 명을 알았고, 예순 살에 귀가 순하여졌고, 일흔 살에 내 마음이 바라는 대로 해도 법도에 어긋나지 않았다.

_논어 제2편 위정爲政

不知命이면 無以爲君子也요 不知禮면 無以立也요 不知言이

면 無以知人也라.

천명을 알지 못하면 군자가 될 수 없고, 예를 알지 못하면 세상에 설 수 없으며, 말을 알지 못하면 사람 사이의 이치를 알 수 없다.

_논어 제20편 요왈堯曰

김태균 드림

김태균 선생님께

선생님, 감사합니다.

아무것도 모르던 제가 CORRClinical Orthopaedics and Related Research에 논문을 싣게 되다니 꿈만 같습니다. 선생님의 가르침이 없었더라면 어찌 상상이나 했을까요.

흔한 말일지 모르지만 제가 좋아하는 글귀 중에 '선비는 자신을 알아주는 사람을 위해 목숨도 바친다士爲知己者死'라는 구절이 있습니다. 모든 서울대 출신이 그렇겠지만, 저도 고등학생때까지 공부 꽤나 한다고 주변 사람들과 선생님들로부터 많은 사랑을 받았습니다. 그러나 서울의대에 들어와서, 또 수련 과정을 거치면서 저는 그냥 평범한 사람이 되어갔던 것 같습니다. 주치의 시절, 제 의도와는 다르게 과도한 업무를 극복해내지 못하고 수많은 실수를 하면서, 자존감이 많이 떨어졌습니다. 큰 꿈을 꾸었던 어린 시절과는 다르게 그저 주류에 편입해 따라가면서 적당히 살지 않았는지 반성합니다.

그러던 제게, 선생님께서는 먼저 손을 내밀어 주셨습니다. 스케쥴을 마칠 때 방으로 부르셔서는 "학문의 길을 갔으면 좋겠다. 그리고 슬관절 전임의를 하고 싶으면 2년 전에 얘기하라"고 말씀해 주셨습니다. 그 말씀을 듣고 저는 너무나도 기뻤습니다. 그 이유 여하를 막론하고 누군가에게, 그것도 존경하는 스승에게 인정받았다는 느낌은 저를 좋은 기운으로 충만하게 했습니다. 그때부터 저는 다시 큰 꿈을 가질 수 있었습니다.

제가 슬관절 인턴 때, "나 선생, 정형외과 할 거지?" 하고 건네신 사소할 수 있는 말씀에 제가 정형외과로 진로를 확정했던 이야기는 예전에 말씀드린 적 있었던 것 같습니다. 선생님의 뒷모습을 바라보고, 그 말씀에 이끌려 지금 이곳에까지 이르렀습니다. 이제 곧 선생님을 지근거리에서 모시고 배울 일을 생각하면, 한편으로는 긴장되기도 하지만 설레는 마음입니다.

첫돌이 지나자 조심스럽게, 아장아장 걷기 시작하는 제 둘째 아이처럼 저도 이제 걸음마를 떼는 아이입니다. 제가 굳건한 다리로 뛰어다니고, 날개를 활짝 펴서 창공을 날아갈 수 있도록, 선생님께서 이끌어주시고 가르쳐주시고, 또 보살펴주시기를 진심으로 바라고 부탁드립니다. 저 역시 선생님의 기대를 저버리지 않도록 늘 최선을 다해 정진하겠습니다.

선생님, 다시 한 번 감사드립니다.

제자 나○○ 올림

◦ 2012년 12월 28일

손가락으로 바위를 뚫는 심정

대하소설 《혼불》의 작가 최명희의 집필 후기를 읽고 학술연구를 하고 논문을 발표하는 우리들의 자세를 생각했습니다.

> "원고를 쓸 때면 손가락으로 바위를 뚫어 글씨를 새기는 것만 같은 생각이 든다. 날렵한 끌이나 기능 좋은 쇠붙이를 갖지 못한 나는, 그저 온 마음을 사무치게 갈아서 손끝에 모으고, 생애를 기울여 한 마디 한 마디, 파 나가는 것이다. 그리하여 세월이 가고 시대가 바뀌어도 풍화 마모되지 않는 모국어 몇 모금을 그 자리에 고이게 할 수만 있다면."
>
> _《혼불》의 작가 최명희 집필 후기

"쓰지 않고 사는 사람은 얼마나 좋을까."

작가 최명희는 핑계만 있으면 안 써보려고 일부러 한눈을 팔았다고 합니다. 항상 갚을 길 없는 큰 빚을 지고 도망 다니는 사람처럼 불안하고 외로웠다는 작가. 혼불이라는 말은 '사람의 혼을 이루는 바탕'이라는 뜻의 전라도 말이라고 하던데, 울면서 썼다는 소설《혼불》은 정말 소설가 최명희가 자신의 혼불을 태워 만든 역작이라 할 만합니다.

후배에게 전하는 좋은 글귀

아름다운 풍광을 보면 정겨운 친구와 함께하고 싶고, 맛있는 음식을 보면 집에 있는 가족이 생각나는 것처럼, 좋은 글을 보면 글의 웅혼한 기상이 커다란 칭찬과 격려가 될 후배들이 생각납니다. 이런저런 계기로 만난 선현들의 귀한 지혜의 말씀, 깊고 넓어지느라 애쓰는 후배들에게 선물로 보냅니다.

세상의 모든 꽃은 뿌리의 꽃이다. 뿌리가 바로 꽃이고 꽃이 바로 뿌리다. 뿌리의 노고와 사랑 없이 저절로 피어나는 꽃은 없다.《논어》에 '회사후소繪事後素'라는 말이 있다. 그림은 흰 바탕이 있음으로써 그 위에 그릴 수 있다는 의미로, 본질적 갖춤이 있은 연후에 꾸밈이 가능하다는 점을 강조한 말이다. 어떠한 예술이든 인간으로서 지녀야 할 가장 기본적인 바탕이 먼저 이뤄져야 창작의 아름다움이 형성될 수 있다는 것이다. 결국 본질이라는 뿌리 없이 외양이라는 꽃만 아름답게 피어날 수는 없다는 것이다.

다산 정약용 선생을 누구나 존경하고 흠모하는 까닭은 조선 선비로서의 본질에 최선을 다한 삶을 살았기 때문이다. 선비의 본질이란 모름지기 나라를 사랑하고 백성과 고통을 함께하는 데에 있는데 다산 선생은 선비로서의 실천적 본질을 결코 잃지 않았다.

_정호승,《당신이 없으면 내가 없습니다》

어떻게 물방울이
자신이 강물이 된다는 것을 알 수 있겠는가?
그저 강물은 흘러갈 뿐이다.

_작가, 앙투안 드 생텍쥐페리

삶은 우리가 무엇을 주는가에 대한 것이다.

우리가 무엇을 얻는가에 대한 것이 아니라.

_사진가, 캔 덩컨

인생을 살아가는 데는 오직 두 가지 방법밖에 없다.

하나는 아무것도 기적이 아닌 것처럼 사는 것이고,

다른 하나는 모든 것이 기적인 것처럼 살아가는 것이다.

_물리학자, 알버트 아인슈타인

진북을 가리키는 나침반처럼

지난 목요일 수술장에서 나침반 바늘 얘기를 했습니다. 나침반의 바늘이 바르르 떨고 있을 때는 그것이 아무리 위태로워 보여도 걱정할 필요가 없다고 합니다. 왜냐하면 그것은 진북true north을 가리키고 있음을 의미하기 때문입니다.

때론 많은 후배가 힘들어합니다. 그러나 힘든 시간 가운데에서도 멈추지 말고, 환자를 돌보는 전문 의료인으로서, 함께 일하는 동료로서, 평생을 함께하는 가족으로서 그리고 무엇보다 단 한 번만 주어지는 소중한 인생을 의미 있게 보내야 하는 사람으로서의 자세와 노력을 다시 돌아보고, 더욱 비상하기를 바랍니다. 포기하지 않는 한 아무리, 아무리 많은 실패를 해도 패배자가 아닙니다. 더욱 깊어지고 넓어질 뿐입니다. 나침반은 항상 진북을 가리키고 있습니다.

영화 〈우리가 꿈꾸는 기적: 인빅터스〉에 나오는 윌리엄 어니스트 헨리의 시를 노력하는 후배 의사들에게 격려와 성원의 마음을 담아 함께 보냅니다.

◦ 2011년 5월 28일

〈정복되지 않는 마음Invictus〉

지구의 심연처럼 캄캄한 어둠에도
신이 나에게 어떤 시련을 준다 하여도
내 정복될 수 없는 정신에 감사한다.

아무리 광폭한 상황에서도
나는 결코 움츠려들지도, 울지도 않았다.
예측할 수 없는 운명이

내 머리에 피로 얼룩진 시련을 주어도
나는 절대로 굽히지 않았다.

분노와 눈물이 가득한 이 세상을 넘어서
어둠의 공포가 나를 엄습하여도
아무리 오랜 세월이 흘러도
나는 두려워하지 않을 것이다.

나에게 주어진 기회가 아무리 좁아도
아무리 혹독한 시련이 계속된다 해도
나는 내 운명의 주인이며
내 영혼의 선장이다.

_윌리엄 어니스트 헨리(1849 - 1903)

정형외과 의사로 행복한 인생을 사는 방법

우리 나라를 포함한 아시아 사회는 자본주의에 의해 크게 영향을 받았으며, 의료 분야도 예외가 아닙니다. 정부 정책에서 의사는 단순한 의료서비스 제공자로 여겨지고 있지만 아시아 지역의 일반 대중에게 의사는 아직도 이타적인 사명을 수행하는 위엄 있고 존경할 만한 존재로 인식되고 있습니다. 의사에 대한 대중의 기대가 높기에 기대를 충족시켜야 한다는 의사의 심리적 압박감과 책임감이 높을 수밖에 없습니다. 일반화할 수는 없겠지만 어느 정도는 이러한 아시아 특유의 문화적 배경 때문에 의사는 매일 스트레스를 받으며 행복하지 않은 하루하루를 보내고 있는 것이 현실입니다. 아시아 지역에서 근무하는 정형외과 의사가 어떻게 하면 행복하고 보람 있는 삶을 살 수 있을지 살펴보고자 합니다.

까다로운 환자를 보살피는 방법

정형외과 의사가 수행하는 임무는 외래 진료, 수술, 입원 환자 돌보기 등의 세 가지 범주로 구분할 수 있습니다. 저는 그중에서 외래 진료가 가장 어렵다고 생각합니다. 예를 들면 가끔 무릎 인공관절술 후에 결과에 만족하지 못하는 환자를 만나게 됩니다. 원인은 여러 가지가 있을 수 있습니다. 통증에 특히 민감해서 수술 후 남아 있는 작은 통증을 견디지 못하거나, 결과에 대한 기대가 지나치게 높았거나, 우울증과 같은 정신적인 질환이 함께 있는 경우 등 의사가 해결할 수 없는 요인이 원인인 경우도 빈번합니다. 수술 후 환자의 불만족은 환자와 의사 관계의 심각한 갈등으로 발전할 수 있는데, 이를 보여주는 예로 최근 중국의 정형외과 의사가 환자와 가족으로부터 심리적인 압박을 넘어 신체적인 위협을 받은 사례가 보고되었습니다. 아시아 지역의 의사는 다른 지역에 비해 더 많은 환자를 봅니다. 시간적 여유가 없는 상황에서 기대감이 높기 때문에 환자와 의사가 건강한 관계를 형성하는 것이 매우 어려울 수 있습니다.

저도 정형외과 의사로서의 삶을 시작한 지 20년이 넘었지만 외래에서 환자를 보살피는 것이 편해진 것은 얼마 되지 않았습니다. 외래에서 까다로운 환자를 만나고 나면 하루를 마치는 마음이 편치 않고 때로는 진료실에서의 상황을 떠올리며 후회로 잠 못 드는 날도 있습니다. 본질적으로 어려울 수 있는 외래 진료를 원활하게 수행하기 위해서는 연습이 필요합니다. 수술 기술을 습득하기 위해서 많은 연습이 필요하듯이 까다로운 환자를 보살피는 방법도 마찬가지입니다.

다시 말하면 정형외과 의사로서 행복한 삶을 즐기기 위해서는 외래에서 까다로운 환자들을 잘 보살필 수 있는 능력이 필수입니다. 첫 번째로 자신의 치료 결과에 불평하거나 질문하는 환자에게 불쾌한 감정을 갖지 않아야 합니다. 환자가 불만을 표시하고 여러 가지 질문을 하는 것은 이미 시행되었거나 현재 시행되고 있는 치료법이 그 환자에게 효과가 없다는 것을 의미합니다. 따라서 이런 환자에게 불쾌한 감정을 갖는 대신 의사가 해야 할 일은 새로운 치료법을 선택할 것인지, 기존에 선택한 치료법을 지속할 것인지를 결정하는 것입니다. 저의 경험으로 볼 때 과거에 확실한 진단이나 해결책을 받지 못한 경험이 있는 환자일수록 의사에게 비판적이고 냉소적인 태도를 보이며 의사가 제안한 해결책에 만족하지 않을 가능성이 높습니다.

때로 환자가 느끼는 불만의 근본적 원인이 건강 상태와 관련이 없는 돈 문제, 가족 간의 갈등 또는 개인적인 고통과 관련된 경우가 종종 있습니다. 그러니 진료실에서 대화가 잘 진행되지 않을 때는 "지금 가장 큰 고민이 무엇인가요?"라고 환자에게 직접 묻는 것이 현명합니다. 어떤 환자는 자신이 왜 괴로워하는지 알지 못하다가 대화를 진행하면서 깨닫게 되는 경우가 있습니다. 또 어떤 환자는 의사를 만나기 위해 몇 달을 기다리고 병원에 와서도 상담을 위해 60분을 기다렸는데 실제 상담 시간은 5분밖에 걸리지 않아 그것이 불만일 수도 있습니다. 이런 환자를 진료할 때 의사가 "기다리게 해서 죄송합니다"라는 사과의 말을 먼저 꺼낸다면 의사 또는 병원에 적대적이었던 환자의 마음을 신속하게 해결할 수 있습니다. 정리하자면 진료실에서 까다로운 환자를 보살필 때 다음의 세 가지 질문을 늘 마음에 두는 것이 좋습니다: (1) 증상이나 문제를 일으키는 근본적인 원인은 무엇인가? (2) 환자를 병원으로 오게 한 증상이나 불편함의 원인은 무엇인가? (3) 환자를 괴롭히는 비의학적 문제가 있는가?

수술 중 예기치 못한 상황이 발생했을 때 대처하는 방법

모든 외과의사의 목표는 각 수술 절차를 완벽하게 계획하고 실행하는 것입니다. 그러나 현실에서는 수술 중에 예기치 못한 상황을 겪기도 합니다. 이런 상황은 환자에게는 위해를 끼칠 수 있으며, 의사에게는 심적 고통을 야기합니다. 예기치 못한 상황에 부딪히면 당황하거나 다른 사람에게 책임을 전가하며 비난하기 쉽습니다. 그러나 당황하거나 다른 사람을 비난하며 감정적으로 대응하면 상황이 더 악화된다는 사실을 알아야 합니다.

저는 수술 중 예기치 못한 상황이 발생할 때마다 마음을 침착하게 유지하는 데 도움을 주는 다음의 네 가지 원칙을 기억하려고 노력합니다. 첫째, 예기치 못한 사건의 영향을 최소화하기 위해 수술장에서 할 수 있는 최선의 대책이 무엇인가를 생각하고 실행합니다. 둘째, 수술 후 재활 프로토콜에서 어떤 점을 수정하고 보완해야 하는지를 결정합니다. 예를 들어 심한 내반 변형을 동반한 관절염 환자의 무릎 인공관절술을 시행할 때 반드시 필요한 내측 인대유리술이 과도하게 시행되면 내측측부인대가 손상되어 관절 불안정성이 나타날 수 있습니다. 이 경우에 수술 후 6주간 보조기를 착용하면 아무런 후유증 없이 회복할 수 있습니다. 셋째, 환자에게 도움이 될 수 있는 심리적 또는 실질적 보상을 고려합니다. 예를 들면 수술 중에 발생한 예기치 못한 상황으로 환자의 입원기간이 현저하게 늘어나서 금점적인 피해가 있었다면 적당한 수준의 입원비 감면을 고려하는 것입니다.

저는 항상 예기치 못한 상황이 발생했을 때 최대한 많은 것을 배울 수 있도록 철저하게 되돌아봅니다. 우리 모두는 성공이 아니라 오히려 실수를 통해 배웁니다. 이번 일을 계기로 미래의 환자에게 더 나은 진료를 제공할 수 있도록 더 좋은 의사로 성장하는 것이 환자가 입은 피해가 헛되지 않게 하는 좋은 방법입니다.

직장에서 인간관계를 행복하게 유지하는 방법

"우리를 힘들게 하는 것은 우리가 넘어야 할 눈앞의 큰 산이 아니고, 신발 속에 들어 있는 작은 돌이다."

전설적인 권투선수 무하마드 알리가 남긴 철학적인 말은 우리 모두가 겪고 있는 문제 중 가장 어렵고 고민되는 인간관계에 관한 말입니다. 저는 행복한 삶의 가장 중요한 요소가 사람들과의 좋은 관계라고 생각합니다. 그러나 병원에서는 근무 환경이 경쟁적일 수 있기 때문에 직장 동료와 좋은 관계를 유지하는 것이 쉽지만은 않습니다. 많은 의사들이 적은 일자리와 자원을 두고 서로 경쟁합니다. 치열한 경쟁 분위기 때문에 직장 동료를 친구가 아닌 적으로 생각하는 것이 당연할 수 있습니다. 그러나 직장 동료를 경쟁자로만 인식하는 것은 인간관계를 어렵게 만들고 우리의 삶을 불행하게 만듭니다.

인간관계를 편안하고 건강하게 만드는 세 가지 방법을 소개합니다. 첫째, 나의 관점을 바꿔야 합니다. 동료와 갈등이 있는 경우 무엇이 문제인지 상대방의 입장에서 서서 곰곰이 생각해봅니다. 둘째, 경쟁관계를 서로에게 도움이 되는 관계로 전환할 수 있도록 노력해야 합니다. 불필요한 갈등을 줄이면서 시너지를 최대화하는 방법을 찾는 것입니다. 예를 들어 어떤 일을 맡을 때 혼자서 해결하려고 하지 않고 동료와 함께 일할 수 있는 기회로 만드는 것입니다. 셋째, 상대방에게 연민의 마음을 가지려고 노력합니다. 의사가 되는 사람은 본래 경쟁에서 지기 싫어하는 승부 근성이 강한 경우가 많습니다. 논쟁에서 이기고 동료들 사이에서 인정을 받으려는 것은 어떤 면에서 당연한 일입니다. 그러나 어느 그룹에서 자신이 항상 가장 똑똑한 사람일 필요는 없습니다. 때로는 주연 대신 조연 역할을 할 때 그 사람의 존재가 더욱 빛나고 돋보일 수 있습니다.

의사는 아시아 지역에서 가장 선호하는 직업 중 하나지만 모든 의사가 행복한 삶을 살고 있지는 않습니다. 행복하게 살고자 하는 인간 본성은 보편적일 수 있지만 행복의 중요 요소는 지역 및 문화에 따라 다를 수 있습니다. 특히 아시아 사람은 자신의 감정을 잘 표현하지 않습니다. 그러면서도 때로는 매우 민감하고 감정적일 때도 있습니다. 이런 경향은 제가 미국에서의 경험했던 것과는 상당히 다릅니다. 아시아 특유의 문화를 잘 이해할 때 더 나은 삶을 살 수 있으며, 적어도 덜 고통스러운 삶을 살 수 있을 것입니다.

ㅇ2017년 3월 국제학술지 CORR 게재

개인병원을 시작할 때 고려해야 할 것들

아시아 지역에서 개인병원을 하는 정형외과 의사의 비율은 전체 의사의 대략 60~70퍼센트로 알려져 있습니다. 미국과 캐나다는 30~40퍼센트만이 개인병원에서 근무한다는 점을 볼 때 현저하게 높은 비율입니다. 개인병원을 운영하는 정형외과 의사는 진료 외에도 행정 및 경영에 관련된 다양한 업무를 수행합니다. 의과대학에서 배우지 못한 많은 업무를 수행하며 불규칙한 수입 및 예측할 수 없는 근무시간 등으로 어려움을 겪게 되며 이는 몸과 마음의 에너지를 고갈시켜 심각한 상태를 유발할 수 있습니다.

저는 대학병원에서 14년을 근무하며 주로 진료, 연구, 교육과 관련된 업무를 수행하다가 2년 전에 개인병원을 설립하여 운영하고 있습니다. 개인병원을 시작한 이후로 많은 도전과 문제를 거쳐 오며 다음의 핵심과제를 설정했습니다.

> 개인병원에 맞는 효율적인 진료는 무엇인가?
>
> 경영에서의 핵심은 무엇인가?
>
> 병원 직원들을 어떻게 이끌어 나갈 것인가?
>
> 병원의 장기적 발전을 위한 비전과 철학은 무엇인가?
>
> 최고 경영자로서 심신의 건강을 어떻게 유지할 것인가?

다섯 가지 핵심과제를 설정하고 집중함으로써 경험 없이 시작한 개인병원을 비교적 짧은 시간 안에 안정시킬 수 있었습니다. 다섯 가지 핵심과제와 관련된 저의 경험을 소개함으로써 개인병원을 새로 시작하는 후배 및 동료 의사에게 도움이 되기를 바랍니다.

개인병원에 적합한 효율적인 진료는 무엇인가?

개인병원에서 수술 치료를 포함한 진료를 구상할 때 개인병원에 적합한 진료 내용을 구축해야 합니다. 왜냐하면 개인병원은 충분한 시설과 전문 인력을 갖춘 대학병원 및 종합병원과 다른 여건에 있기 때문입니다. 대학병원에서 근무할 땐 주 2회 외래를 보면서 대략 주당 2백여 명을 진료하였습니다. 그러나 개인병원을 시작하자 매일 수술을 하고 대략 주당 4백여 명의 외래 진료를 담당해야 했습니다. 그래서 수술장에서 안전성과 정확성, 효율성을 확보할 수 있는 방안을 모색하기 시작했습니다. 주로 시행하는 무릎 인공관절술에서 인공관절을 뼈에 고정한 후 관절막 봉합을 바로 시작하고, 슬개골치환을 선택적으로 하고, 수술 상처 치료는 근래 개발돼 효과가 입증된 상처 치료 재료를 사용하여 수술실 및 병동에서의 업무량을 현저하게 감소시켰습니다. 또한 외래 및 병실에서 수술 전후 환자를 보살피는 과정을 상세하여 규정하고 적용함으로써 인적 오류로 진료 문제가 발생하지 않도록 하였습니다.

경영에서의 핵심은 무엇인가?

대부분의 의사는 병원을 운영하고 발전시키기 위한 경영적 지식과 기법을 교육받을 기회가 없습니다. 그렇기 때문에 새로 개업

하는 의사는 대학병원 및 종합병원, 이미 자리를 잡은 다른 개인 병원들과 경쟁하여 환자를 확보해야 하는 경영 및 재무적인 부담이 심각합니다. 병원을 준비하면서 제한된 재원으로 어떻게 예산을 사용하는 것이 옳은 것인가를 결정하는 것은 무척 어려운 일입니다. 이를 위해서 가능한 많은 사람들의 의견을 청해서 듣고 결정하되, 모든 결과는 본인이 감당할 수밖에 없습니다. 최대한 신뢰할 수 있는 선배와 전문가의 자문을 구하는 것이 반드시 필요합니다.

제한된 예산을 사용할 때는 초기 투자 규모는 물론 장기적인 발전에 무엇이 중요한가를 고려해야 합니다. 예를 들어 저 또한 MRI 장비를 구매할 때 이미 개업 준비 초기에 막대한 비용을 소모해 화질이 좋은 고가의 기종을 선택하는 것을 많이 망설이게 되었습니다. 그렇지만 결국 좋은 장비를 구입해 다양한 조직을 검사할 수 있었고 병원의 평판을 좋게 유지하는 데 기여하게 되었습니다.

또 예산 계획을 세울 때 어느 정도 예비 자금을 확보하는 것이 중요합니다. 병원을 시작하고 처음 몇 개월은 진료가 활성화되지 못할 위험성이 높습니다. 이 기간 동안 인건비 지출을 포함해 수지가 맞지 않더라도 병원을 운영할 수 있도록 예비 예산을 확보하는 것이 중요합니다.

병원 직원들을 어떻게 이끌어 나갈 것인가?

병원의 발전에 가장 중요한 자산은 바로 인적 자산입니다. 개인 병원을 새롭게 시작할 때 제한된 예산으로 많은 투자를 해야 하는 어려운 상황이겠지만 그럼에도 불구하고 우수한 직원을 채용하여 교육하고 병원 발전에 기여하도록 이끄는 것이 핵심입니다. 이미 자리를 잡은 병원에 근무하는 것에 비해 새롭게 시작하는 병원에서 근무하는 것은 절대적으로 많은 어려움을 동반할 수밖에 없습니다. 그렇기 때문에 더더욱 병원이 추구하는 가치에 공감하면서 능력과 열정을 갖춘 직원을 발굴하여 양성하는 것이 중요합니다. 이를 위하여 가능성이 있는 직원을 발굴한 후 그가 갖고 있는 강점을 잘 발휘할 수 있도록 업무를 배정하고 권한을 위임하는 것이 중요합니다.

병원의 장기적 발전을 위해서는 병원의 가치를 이해하고 열정적으로 일할 수 있는 중간 관리자의 양성이 중요합니다. 저는 이를 위해 '티케이아카데미'라고 명명한 인적 그룹을 결성했습니다. 티케이아카데미는 전임의, 수술실 직원, 간호사, 협력업체 직원 중 아카데미의 취지에 동의하고 활동을 원하는 사람들로 구성하였습니다. 안전하고 정확한 진료를 위한 많은 프로토콜을 만들었으며,

환자교육 프로그램에도 관여하였고, 노령화 사회를 대비한 심포지엄을 개최했습니다. 핵심인재그룹을 운영함으로써 병원에서 필요로 하는 업무를 수행하였고, 유능한 인재도 발굴하여 성장할 수 있는 계기를 마련했습니다.

병원의 장기적 발전을 위한 비전과 철학은 무엇인가?

병원의 사명, 가치 및 비전은 궁극적으로 직원들 사이에서 바람직한 직장문화를 만들어내고, 환자와 가족들에게 병원에 대한 좋은 인상을 갖게 합니다. 대부분의 대학병원 및 종합병원에서도 많은 예산과 시간을 들여서 기관에 맞는 비전과 철학을 마련합니다. 그러나 개인병원에서는 이러한 중요한 일을 의사 자신이 해야 하는 경우가 많습니다. 저는 우리 병원의 장기적 사명을 우리 사회에서 급격하게 증가하고 있는 노인의 삶을 보살피는 것으로 설정하고, 우리가 운영하고 계획하는 모든 사업을 "TK Life Care Organization"으로 명명했습니다. "우리는 삶을 보살핍니다"를 모토로 "최상의 진료, 편리한 시설, 친절한 보살핌, 합리적인 진료비"를 핵심가치로 선포해 병원운영의 모든 면에 반영하고 있습니다.

최고 경영자로서의 심신의 건강을 어떻게 유지할 것인가?

뜻이 아무리 좋아도 많은 업무량과 스트레스는 최고경영자로서의 의사의 건강을 위협하기 쉽습니다. 개인병원에서 의사의 역할은 진료를 담당하는 임상의사로의 역할, 일상적인 업무를 수행하는 관리자로서의 역할, 중요한 사안을 결정하는 최고 경영자로서의 역할을 동시에 수행하여야 하기 때문에 몸과 마음의 건강을 유지하는 것이 대단히 중요합니다. 병원을 운영하는 근본취지를 이타적 자비심에 근거하니 스스로의 심신의 어려움을 극복하는 데 중요하게 작용했습니다. 많은 업무를 수행해야 하는 의사와 지도자는 번아웃 증후군을 토로합니다. 진료, 경영, 관리, 재정적 위험 등을 모두 맡아야 하는 정형외과 의사에게 규칙적인 운동과 명상은 심신의 건강을 지키는 데 중요한 보호구가 될 수 있습니다. 저는 아무리 바쁜 일정에도 신체운동과 명상을 잠시라도 실천함으로써 정신을 "지금 여기 내가 하고 있는 일과 함께 일하는 사람들"에 집중하려고 합니다. 그리고 이것이 지난 2년을 건강하게 지낼 수 있었던 비결이었다고 믿습니다.

이분들의 도움이 없었다면 티케이정형외과의 설립과 정착이

가능하지 않았을 '아름다운 노년을 위한 모임(아노모)' 회원님들과 분당서울대학교병원에서부터 시작한 역대 해외전임의, 그리고 전·현직 티케이정형외과 직원 여러분들께 진심으로 깊은 감사를 드립니다.

◦ 2019년 7월 국제학술지 CORR 게재

젊은 의사들을 위한 지침

아시아 지역의 정형외과 의사와 서양의 의사의 진료적 차이를 무시하기는 어렵습니다. 유럽인을 대상으로 한 일부 임상 연구 결과가 아시아 환자에게는 맞지 않으며, 그 반대의 경우 역시 많습니다. 경제, 정치, 문화의 차이로 미국에서 시행한 의료보건 연구가 아시아에서는 전혀 맞지 않을 수도 있습니다. 또 특정 수술법은 서양보다 아시아에서 더 적합할 수도 있습니다. 무릎 인공관절 전치환술을 받은 아시아 환자의 경우, 심한 관상면 또는 회전 변형을 교정하기 위해 추가 수술 단계가 필요하며, 이를 치료하지 않을 경우 비대칭 간격이 발생할 수 있습니다. 서양에서 유행하고 있는 "전통 의학"은 대개 동양에서 온 것이며, 그러한 전통은 아시아의 일부 지역에서 오랫동안 깊이 이어지고 있는 것입니다. 저는 아직도 침을 찾는 관절통 환자를 자주 만납니다. 오히려 아시아에서는 현대 의학이 상대적으로 새로운 것입니다. 몇몇 환자들은 여전히 그들이 자라면서 접했던 것을 선호합니다.

또 다른 문제는 접근성입니다. 아시아 지역의 경제적 제약은 환자의 의료에 대한 접근을 가로막을 수 있습니다. 광활한 지대와 심한 경제적 불균형으로 필요한 때에 적절한 치료를 받지 못합니다. 이로 인해 서양에선 흔하지 않거나 접해보지 않은 기형을 가지는 환자가 발생하기도 합니다. 게다가 환자에게 관절치환술이나 외상과 같은 정형외과적 전문 영역에 대한 치료를 위한 보건사업의 지원도 서양 국가들에 비하여 순조롭지 못한 것이 사실입니다. 또 실질적인 지식, 수술 능력 및 임상 경험이 부족할 수 있습니다. 때로는 최적화되지 않은 수술실의 수준과 최신 의료 기구에 대한 접근이 어렵다는 점도 수련을 받고 있는 젊고 열정적인 외과의들을 좌절하게 하는 요인입니다.

수련 과정이 끝나고 임상 진료를 시작하는 젊은 의사들은 앞서 이야기한 많은 문제에 직면할 것입니다. 아시아의 상황은 세계의 다른 지역보다 더 어렵습니다. 저도 이것을 경험했습니다. 처음

정형외과 의사로서 진료를 시작했을 때 그렇게 많은 문제들이 있다는 것을 미처 알지 못했습니다. 돌이켜보면 미래의 다가올 많은 문제들을 몰랐기 때문에 당면한 현재의 문제에 집중해 해결책을 찾을 수 있었고, 그 과정에서 얻게 된 경험과 교훈이 현재 제가 환자를 진료할 때 유용하게 사용하는 많은 방법들의 토대가 되었습니다. 만약 당면한 문제가 너무 심각해 도저히 극복할 수 없을 것 같다면 제 경험과 생각이 도움이 되기를 바라며 적습니다.

도전을 기회로 보아라

문제를 전략적으로 접근한다면 위기는 기회가 될 수 있습니다. 첫 번째 전략은 자신의 관점을 바꿀 필요를 아는 것입니다. 젊은 외과의가 스승과 함께 1년을 보내고 자신만의 외래를 볼 때, 모든 것이 스승과 함께 했을 때보다 더 어렵다는 것을 깨닫습니다. 그 어려움 중 하나는 의료진 안에서 자신의 낮은 위치입니다. 일단 환자들은 새 의사의 이름을 모릅니다. 병원은 새로운 의사를 도울 수 있는 여력이 없거나, 자리 잡은 의사들에게 힘을 실어주는 것을 선호하기 마련입니다. 새로 합류한 의사는 의지할 수 있는 시스템도 없거니와 진료시간, 의료기구, 숙련된 간호인력을 배정받지 못할 수 있습니다. 그러나 이러한 문제들을 하나하나 해결하기 위해 고민하고 노력하는 과정에서 현실적인 문제에 대한 깊은 이해와 지식을 얻을 수 있을 뿐더러 후일에 지도자가 되었을 때 꼭 필요한 관용과 지혜의 자질을 갖추게 될 것입니다.

가용한 자원을 극대화하라

두 번째 선략은 제한된 자원으로 꾸준히 좋은 결과를 낼 수 있는 환자 관리법을 만드는 것입니다. 국내외에서 최고 수준의 환자 진료 시스템을 보아온 젊은 외과의들은 막상 진료를 시작했을 때 지금껏 경험했던 확립된 시스템과 현장 시스템의 격차가 너무 커 보일 수 있습니다. 하지만 낙담하지 마십시오. 아무리 힘든 상황이라 하더라도 환자를 위한 최선의 합리적인 해결책은 반드시 있습니다. 하드웨어(건물, 장치 및 기술)와 소프트웨어(지식, 기술 및 경험)에 한계는 있을 수 있지만 동료와의 깊은 팀워크로 어려운 환경에서도 좋은 프로토콜이나 접근법을 만들어 낼 수 있습니다. 비록 프로토콜에서 사용하는 기구나 장비가 세계적으로 가장 좋은 것은 아닐지라도 자신만의 접근법이 그 지역에서는 성공적이거나, 적어도 가능한 것 중 최고일 수 있습니다.

모든 하드웨어와 소프트웨어 자원을 조율하여 환자에게 최상의 치료를 제공하는 것이 의사의 마음가짐입니다. 외진 지역에서 새로운 업무를 할 때 빠른 속도의 환자 회전율, 진료 효율성 등을 재현하는 것이 반드시 최고의 목표는 아닙니다. 오히려 섣불리 시도하다 환자의 합병증과 병원 경영에 손실을 불러일으킬 수 있습니다. 대신 주어진 자원을 활용해 안전하고 효과적으로 환자를 돌보는 것을 목표로 해야 합니다. 이를 잘 실현한다면 기회는 자연스레 찾아올 것입니다. 또 필요한 지원도 나타날 것입니다. 허락된 지원과 설정을 바탕으로 규모와 속도를 정하십시오.

명성을 쌓아라

젊은 의사의 경력에서 어려운 과제 중 하나는 환자들에게 명성을 쌓는 것입니다. 의사가 평판이 좋으면 환자는 그를 보기 위해 줄을 설 것이고, 의료진 사이에서 더 나은 지위를 갖게 될 것입니다. 북미에서는 환자가 의사결정을 의사와 함께하려는 경향이 강하지만 아시아 국가의 환자는 대체적으로 의사에게 부모의 역할을 기대합니다. 소송이 빈번해진 사회적 경향에도 불구하고, 환자들은 일단 의사를 신뢰하고 나면 가장 중요한 결정을 맡기려고 합니다. 따라서 정형외과 의사들의 전문적이고 윤리적인 책임이 아시아 태평양 지역에서는 다른 지역보다 클 수 있습니다.

의사의 명성은 두 가지 중요한 요소에 의해서 결정됩니다. 치료의 좋은 결과와 환자를 향한 자비심이 그것입니다. 의료종사자들 사이에 경쟁이 치열해지면서 환자에게 제시하는 치료 옵션이 항상 가장 이로운 것은 아니라는 세계적인 흐름이 있습니다. 일부 의사들은 불합리할 정도로 공격적인 치료법을 추천하기도 합니다. 의사의 기본 임무는 영상의학적 검사를 토대로 가능한 옵션과 환자의 목표와 가치를 고려하여 가장 합리적인 치료로 환자를 이끄는 것입니다. 효율성, 안전성, 가성비는 이러한 결정의 일부로 여겨야 합니다. 의사의 치료결과는 경험이 많아질수록 발전하지만, 경험이 없더라도 환자에 대한 자비심을 가질 수 있습니다. 어려운 환경 때문에 때로 환자에 대한 연민을 잊을 수 있기 때문에 의사는 항상 경계해야 합니다.

태도와 의지는 필수입니다. 자애심을 보여주기 위해 반드시 숙련된 외사가 될 필요는 없지요. 누구든 할 수 있고, 또 누구나 해야 하지만 그것을 자신의 일부로 만들기 위해서는 연습과 의지가 필요합니다. 한 가지 좋은 방법은 환자의 가장 중요한 문제를 알아차리고 이야기하는 것입니다. 문제가 반드시 의학적인 것은 아닙니다. 환자의 심리적인 문제이거나 재정적인 문제이기도 하지요. 중요한 것은 환자가 하는 말을 듣는 것입니다. 환자는 자신의 상태와 치료 선택사항에 대한 세세한 내용을 잊을 수 있지만, 의사의 따뜻함으로부터 느낀 기쁨과 감사를 결코 잊지 않습니다. 사실 저는 다른 어떤 자질이나 특성보다 의사의 명성에 많은 영향을 미치는 것은 환자에 대한 자비심이라고 믿습니다. 시간을 내어 환자와 가족들에게 그것을 표현하십시오.

◦ 2016년 12월 국제학술지 CORR 게재

하루에 100명의 환자를 봤던 날

바쁘면서도 실력을 갖출 수 있는 방법

저는 의과대학 3학년 때 정형외과 의사가 되기로 결심했습니다. 정형외과는 다른 과와는 완전히 달라 보였습니다. 톱, 끌, 망치를 든 정형외과 의사들은 마치 목수처럼 보였고, 수술은 정비사들의 수업 같아 보였죠. 정형외과 의사들이 소통하는 용어도 특이했습니다. 마치 기계공학에서나 쓰는 말 같았지요. 환자를 치료할 때도 다른 과에 크게 의존하지 않고 할 수 있는 것처럼 보였습니다. 다른 과와 차별화된 정형외과의 고유한 특징에 매료되어 정형외과를 내 평생의 전문과목으로 정하게 되었습니다.

아시아 지역, 특히 중국, 인도, 한국의 정형외과 의사는 일반적으로 다른 외과전문의들보다 더 많은 환자를 진료합니다. 예를 들면 저는 반나절 남짓의 외래에서 100명 이상의 환자를 진료합니다. 정해진 시간에 안전하고 정확하며 효율적으로 많은 환자를 진료하는 것은 강의실에서 배울 수 있는 것이 아닙니다. 수술 치료를 겸하면서도 많은 외래 환자를 진료해야 하는 정형외과 의사들에게 도움이 될 만한 저의 방법들을 소개하고자 합니다.

외래 진료에서 체계적(알고리즘) 접근법을 적용하십시오

바쁜 외래에서 짧은 시간 안에 정확한 진단을 내리는 것은 어려운 일입니다. 알고리즘 접근법을 고안하면 진단을 내리고 치료방침을 결정하는 진료 과정을 용이하게 할 수 있습니다. 알고리즘 접근법은 특정 병원이나 지역에서 흔히 발생하는 질병의 양상을 반영하여 만듭니다. 이는 정형외과 의사가 수행해야 하는 진료 과정을 신속하고 효율적으로 만들 뿐만 아니라, 외래 진료를 돕는 다른 직원들이 환자 관리와 행정적인 업무처리에 더 많은 시간을 할애할 수 있도록 도와주어, 환자와 직원의 만족도를 동시에 향상시킬 수 있습니다.

주로 무릎이 아픈 환자들을 진료하는 저는 외래에서 3단계 알고리즘 접근법을 수립하여 사용하고 있습니다. 첫째는 환자가 왜 병원을 방문했는지를 파악합니다. '처음 방문인가?' '검사결과를 확인하기 위한 두 번째 방문인가?' 또는 '수술 후 경과 관찰을 위한 방문인가?'를 파악합니다. 둘째, 의무기록을 검토해 병력과 진찰 소견, 영상학적 검사, 혈액 검사 등의 자료를 분석해서 상황을 파악하고 진단을 내립니다. 셋째, 환자를 위해 오늘 외래에서는 무엇을 할 것인가를 결정합니다. 최종 진단을 내려서 치료계획을 논의할 수도 있고, 추가 검사를 필요로 할 수도 있습니다. 또는 단지 환자 및 가족에게 설명하는 것만으로 충분할 수도 있고, 치료가 종결되었음을 알려줄 수도 있습니다.

신속하게 진단을 하기 위해서 의사는 그 지역의 일반적인 여건이나 질병에 대해 알 필요가 있습니다. 질병이나 증상 양상은 지역마다 다릅니다. 예를 들어 무릎의 내반 변형(오자다리)은 다른 지역보다 아시아 지역에서 훨씬 더 빈번하게 발생하는데, 내반 변형이 있고 없고, 또는 얼마나 심각한가는 환자가 겪고 있는 증상 또는 현재 상태를 이해하고 관절염의 경과를 예측해서 치료계획 수립하는 데 고려해야 할 중요한 요인입니다.

스승 또는 선배 의사에게 배우십시오

많은 환자를 돌보다 보면 필연적으로 치료 결과에 만족하지 못하는 환자를 마주하거나 때로는 법적인 문제로 얽힐 수 있습니다. 법적인 문제가 해결이 되든 안 되든 환자와의 분쟁은 의사의 스트레스를 가중시킵니다. 연구결과에 의하면 많은 정형외과의사들이 "심신의 탈진burnout"으로 고통을 받고 있다고 합니다. 이때 마음 챙김mindfulness을 자주 해 진료의 가치와 의미를 늘 생각하면 도움을 얻을 수도 있고, 스승, 선배 의사, 동료로부터의 정서적 지지를 받을 수 있습니다.

젊은 의사들은 앞서 간 선배 의사들의 산물입니다. 스승 또는 선배 의사들은 일과 삶의 균형을 유지하는 방법, 바쁜 외래에서 환자들을 치료하는 방법, 그리고 의사의 사명에 늘 집중할 수 있는 방법 등 많은 경험을 가지고 있습니다. 젊은 의사들은 선배 의사들에게 소중한 지혜를 배울 수 있을 것입니다.

병원 경영인으로서의 기량을 확보하십시오

하루에 100명의 환자를 보는 것은 의사에게 쉬운 일이 아닙니다. 그런데 외래에서의 진료가 끝난다고 하루의 일과가 끝나는 것은 아닙니다. 아시아 지역에서 정형외과 의사가 병원의 경영책임을 맡는 것은 아주 흔한 일입니다. 나라마다 상이한 의료시스템을 갖고 있으며, 이렇게 다양한 의료시스템을 이해하는 것이 병원을 책임지고 운영하는 의사에게 중요한 일이지요. 병원을 운영하는 정형외과 의사는 특히 의료보험 청구제도와 같은 경영에 중요한 사안에 대해서 숙지하고 최신 지식을 가지고 있어야 합니다. 최고 경영자 역할을 하는 의사들은 경영과 인적 자원 관리에 대한 적절한 교육을 받아야 합니다. 공식적인 교육 과정에 참여하거나 이러한 문제에 경험이 있는 선배 의사의 깊이 있는 조언을 구하는 것이 도움이 될 수 있습니다.

미래의 많은 이들의 건강관리는 젊은 의사들에 의해서 이루어질 것입니다. 이제 시작하는 젊은 의사들이 엄중한 책임을 잘 수행할 수 있는가의 여부는 환자 진료에 준비가 되어 있는지, 믿을 수 있는 멘토를 가지고 있는지, 그리고 다양한 교육을 받았는지에 달려 있습니다. 이러한 요건을 갖출 수 있다면 신성한 의학의 길을 나서는 젊은 의사들이 환자를 돌보는 일이 부담이 아니라 그들의 삶을 보람되고 의미 있는 것으로 만드는 소중한 축복임을 알게 될 것입니다. 그것이 바로 행복한 정형외과의가 되는 길입니다.

◦ 2017년 6월 국제학술지 CORR 게재

유학생활을 시작하는 딸, 가혜에게

가혜야,

많이 힘들지? 아빠가 보고 듣지 않아도 가혜가 어떻게 느끼고 어떻게 애쓰고 있는지 짐작할 수 있을 것 같단다. 왜냐하면 가혜가 지금 처해 있는 상황이 아빠가 지내온 상황과 아주 흡사하기 때문이란다.

중학교 졸업하고 고등학교 진학했을 때, 고등학교 졸업하고 대학교 진학하였을 때, 미국에 처음 건너가서 공부할 때, 지금은 모두 아름다운 추억이지만 그 당시에는 아버지도 무척 힘들었단다. 익숙한 것은 별로 없고, 모든 일들은 새롭고, 다른 사람들은 모두 능숙하고 잘하는 것 같은데 나는 잘 안 되고, 비슷하게라도 하려면 많은 시간이 필요해서 수면 시간은 부족하고, 예전에는 선생님을 포함해서 주변 사람들이 나의 뛰어남을 인정하고 대접해주었는데 아무도 나에게 특별한 관심을 갖고 있지 않는 것 같고….

그런데 가혜야, 아무 걱정할 필요 없단다. 네가 지금 느끼고 있는 마음은 너만의 것이 아니고 네 주변에 있는 모든 사람들이 비슷하게 느끼고 있는 것이란다. 미국에서 계속 공부하고 있던 아이들은 조금 덜 할 수 있을지 모르지만 단지 표현을 적게 하고 있을 뿐이란다. 가혜도 알고 있지 않니? 미국 아이들의 공통적인 특징 말이다. 다섯을 알면서도 열을 아는 것처럼 표현하고, 모르는 것을 당당하고 멋지게 표현하는 데 익숙하다는 것. 우리처럼 겸손하고 수줍어하지 않는다는 것. 더구나 미국의 공부는 주로 개념을 강조하기에 한국의 교육방식에 익숙한 가혜를 더욱 주눅 들게 만들 수 있다는 것.

가혜야, 아무 걱정하지 말고 네가 할 수 있고, 잘할 수 있는 방식대로 꾸준히만 하려므나. 아빠가 장담하건대 3주만 지나면 몸도 마음도 편안해지고, 몇 달이 지나면 가혜가 원하는 모습대로 잘 지내고 있을 것이란다. 가혜에게 갖추어져 있는 능력과 매력이 마음껏 피어날 때가 곧 온단다.

아빠가 미국에 갈 때 들고 가서 벽에 붙여놓고 어려울 때마다 읽었던 부처님 가르침이다. 가혜 컴퓨터에 저장해놓고 어려울 때마다 소리 내어 읽도록 하여라. 마음이 잔잔해지고, 큰 용기가 일어날 것이다.

테니스 클럽 활동을 하기로 한 것은 아주 잘했다.

◦ 2006년 9월 13일

아빠가

〈보왕삼매론〉

몸에 병 없기를 바라지 말라.
몸에 병이 없으면 탐욕이 생기기 쉽나니, 그래서 성인이 말씀하시되 '병고로써 양약을 삼으라' 하셨느니라.

세상살이에 곤란함이 없기를 바라지 말라.
세상살이에 곤란함이 없으면 업신여기는 마음과 사치한 마음이 생기나니, 그래서 성인이 말씀하시되 '근심과 곤란으로써 세상을 살아가라' 하셨느니라.

공부하는데 마음에 장애 없기를 바라지 말라.

마음에 장애가 없으면 배우는 것이 넘치게 되나니, 그래서 성인이 말씀하시되 '장애 속에서 해탈을 얻으라' 하셨느니라.

수행하는데 마魔가 없기를 바라지 말라.

수행하는데 마가 없으면 서원이 굳건해지지 못하나니, 그래서 성인이 말씀하시되 '모든 마군으로서 수행을 도와주는 벗을 삼으라' 하셨느니라.

일을 꾀하되 쉽게 되기를 바라지 말라.

일이 쉽게 되면 뜻을 경솔한 데 두게 되나니 그래서 성인이 말씀하시되 '여러 겁을 겪어서 일을 성취하라' 하셨느니라.

친구를 사귀되 내가 이롭기를 바라지 말라.

내가 이롭고자 하면 의리를 상하게 되나니 그래서 성인이 말씀하시되 '순결로써 사귐을 길게 하라' 하셨느니라.

남이 내 뜻대로 순종해주기를 바라지 말라.

남이 내 뜻대로 순종해주면 마음이 스스로 교만해지나니, 그래서 성인이 말씀하시되 '내 뜻에 맞지 않는 사람들로서 원림을 삼으라' 하셨느니라.

공덕을 베풀되 과보를 바라지 말라.

과보를 바라면 도모하는 뜻을 가지게 되나니, 그래서 성인이 말씀하시되 '덕을 베푸는 것을 헌 신처럼 버리라' 하셨느니라.

이익을 분에 넘치게 바라지 말라.

이익이 분에 넘치면 어리석은 마음이 생기나니, 그래서 성인이 말씀하시되 '적은 이익으로써 부자가 되라' 하셨느니라.

억울함을 당해서 밝히려고 하지 말라.

억울함을 밝히면 원망하는 마음을 돕게 되나니, 그래서 성인이 말씀하시되 '억울함을 당하는 것으로 수행하는 문을 삼으라' 하셨느니라.

공부로 고민하는 딸, 가혜에게

가혜야,

엄마를 통해서 요즘 가혜가 어려워하고 있다고 들었다. 가혜가 이 난관을 극복해 나가는 데 도움이 될 사항을 몇 가지 적어 보낸다.

첫째, 지금 상황을 너무 심각하게 보지 말거라. 이번 학기에 무슨 일이 벌어지건, 학과에서 어떤 성적을 받던 가혜가 긴 인생을 살아가는 데 있어서 큰일이 아니고, 오히려 이번 가을과 겨울의 경험을 가혜가 크게 고마워할 날이 반드시 온단다.

둘째, 시간 관리를 좀 더 효율적으로 하거라.

효율적인 시간 관리 능력은 멋진 인생을 사는 모든 사람의 공통적인 특징이다. 가혜가 필요한 일을 이루기 위해서 지금 비효율적으로 사용하고 있는 시간은 없는지 다시 한 번 점검하거라. 80퍼센트 노력을 기울여서 얻고자 하는 것을 얻을 수 있다면 그것이면 족한 것이다. 100퍼센트를 쏟는 것은 낭비일 뿐 아니라 정작 다른 필요한 곳에 시간을 쓸 수 없는 문제가 생길 수 있다. 그냥 흘려보내는 시간이 있지는 않은지, 이미 잘하고 있는 과목에 너무 많은 시간을 쏟는 것은 아닌지 점검하거라.

셋째, 인문학에 전략적으로 접근하거라.

아빠가 파악하기에 지금 가혜가 겪고 있는 인문학에서의 어려움은 크게 세 가지로 요약될 수 있다.

1) 선생님이 요구하는 새로운 교육 및 평가 방법이 완전하게 파악되지 않았다.

2) 이번 학기 인문학에서 요구하는 사항은 이제까지 읽기와 쓰기를 주로 하던 내용과는 달리, 단어 및 미국 역사에 대한 지식을 요구하고 있으며, 이는 미국 아이들이나 미국에서 오래 자란 아이와는 다르게 가혜가 불리하게 느낄 수 있는 부분이다.

3) 가혜가 잘할 수 있는 부분(깊게 생각해서 좋은 과제물을 제출하고, 선생님과 좋은 관계를 형성)이 이번 학기에는 잘 기능할 여지가 현재로써는 적을 것으로 판단된다.

위 사항들에 대해서 심각하게 생각하고 대책을 수립하거라. 무조건 시간과 노력을 쏟는 것은 도움이 되지 않는다. 도움이 될 전략 몇 가지를 알려준다.

1) 우선 이번 학기에 좋은 인문학 성적을 기대하지 말거라. 이번 학기 성적은 가혜의 인문학 능력과는 아무런 관계가 없으며, 처음에 아빠가 얘기한 것처럼 오히려 가혜에게 먼 훗날 큰 도움이 될 것이다. 잊지 말거라, 가벼운 감기는 심각한 폐렴을 예방한다는 것을.

2) 선생이 요구하는 방식, 컴퓨터를 이용한 과제 제출 및 평가 방법에 익숙해지도록 별도로 연습하거라. 아빠는 미국에서 처음 수술할 때 왼손을 오른손만큼 정교하게 쓰기 위해 모든 생활을 왼손으로만 하였단다. 당시 많은 것을 새롭게 느끼게 했단다.

3) 전체 자료가 아니고 요약된 형태의 자료, 문제집, 기출문제, 선배들의 조언, 필요하면 한국어판 미국 역사 요약본을 구해서 신속하게 읽도록 하여라.

4) 가혜의 장점은 언제나 큰 장점이란다. 이번 학기에 성적이 제대로 나오지 않는다고 해서 가혜가 갖고 있는 큰 장점이 절대로 없어지는 것이 아니란다. 지금 할 수 있는 한 지속적으로 노력하고, 1번~3번 조언을 참고해서 노력하고 가능한 윌리엄스 교수와 바트 목사를 자주 만나뵙도록 하여라.

잊지 말거라. 가혜의 노력과 능력을 고려할 때 지금 인문학에서 겪고 있는 일은 절대적으로 바트 목사와의 스타일에서의 문제이고 단어와 역사 지식에서의 문제이지 가혜의 근본적인 능력, 노력, 자세를 의심하는 그 어떤 것도 아님을.

열심히 노력하되, 충분히 자고, 잘 먹고, 깊게 생각하며, 마음은 밝고 가볍게 가질 것. 시련을 너무 드러내지 않고 혼자서 깊게 생각하고 해결하는 가운데에서 지혜와 인격이 함양된단다.

◦ 2007년 11월 2일

아빠가

학기말 시험으로 고생하는 가혜에게

가혜야, 힘들지? 하루 중에 제일 어둠이 짙은 때는 동이 트기 직전이고, 배구에서 마지막 14점에서 15점에 오르기가 제일 어렵단다. 너무 잘하려고 하지 말고, 건강 살피면서 편안하게 하려무나. 효율을 생각하고, 할 수 있다면 가혜가 견뎌야 하는 순간들을 즐기려고 애쓰렴. 세상에 얼마나 많은 젊은이들이 지금 가혜가 있는 자리에 있고 싶겠니? 아프지 말고, 잘 먹고, 많이 웃고, 그리고 어서 아빠에게 오거라.

◦ 2011년 5월 14일

언제나 가혜편 아빠가

어려운 공부를 잘 해내고 있는 가혜에게

가혜야, 세미나 공부로 어려움을 겪고 있다는 소식을 엄마가 전해주었다. 다음의 세 가지를 생각하면서 용기를 내거라.

첫째, 어렵게 하는 공부가 우리를 깊고 넓게 한단다. 아빠가 지내온 길을 돌아보면 당시에 가장 어렵게 고생하면서 마친 공부, 또는 힘겨웠던 세월이 가장 큰 도움이 된단다. 어쩌면 세미나에서 배우는 것은 그 내용뿐만이 아니라, 과목에서 요구하는 새로운 학습법, 새로운 발상, 새로운 해석 등이 있을 텐데 가혜가 어렵게 느끼는 부분들이 가혜가 장차 가장 필요로 하는 부분일 수도 있단다. 그러니 결과, 즉 성적에 너무 마음 졸이지 말고 많이 배울 수 있는 방법이 무엇일까를 생각하려무나.

둘째, 주변 사람들에게 도움을 청하는 것을 망설이지 말거라. 어떤 과제든지 가장 효율적으로 할 수 있는 방법이 있단다. 낯선 곳을 갈 때 지도를 검토해서 길을 익히고 가는 것과 마찬가지지. 가혜가 배워야 할 내용과 학습 방법이 쉽게 이해되지 않는다면 교수님과 선배님들께 여쭈는 것을 망설이지 말거라. 때로는 동료들과 상의하는 것도 큰 도움이 된단다. 지혜로운 사람은 나의 핵심 역량이 꼭 필요한 곳에 사용될 수 있도록 상황을 정리한단다.

셋째, 마음을 편안하게 가져라. 어떤 사람들은 70퍼센트의 준비 상태로도 편안하게 지내는 사람이 있는가 하면 어떤 사람은 90퍼센트를 준비하고도 늘 조바심을 내는 사람이 있단다. 일을 준비함에 있어서는 100퍼센트를 지향하되, 내가 할 수 있는 범위 내에서 최선을 다하였다면 스스로를 편안하게 보살필 수 있는 능력 또한 가혜가 꼭 갖추어야 하는 것이다. 가혜가 할 수 있는 만큼 하고는 그 다음은 편안하게 받아들이거라. 스스로를 잘 보살필 수 있는 능력, 지혜로운 사람이 갖추어야 할 꼭 필요한 능력이란다.

아빠가 늘 얘기하지. 우리 가혜는 부처님께서 장차 귀한 곳에 쓰시려고 이렇게 어려운 공부를 귀하게 시키신다고. 의심하지 말고 늘 정진하거라.

◦2012년 11월 29일

아빠가

2

일상에서의 마음공부

생의 유한성 앞에서

당신은 시간을 사랑하는가?
그렇다면 시간을 허비하지 말라.
삶을 구성하는 것은 바로 시간이다.

_벤자민 프랭클린,《덕의 기술》

오늘은 남은 생의 첫날

몇 년 전에 재미있으면서 의미심장한 농담 한마디를 들은 적이 있습니다. 전 인류의 가장 큰 사망 원인이 암, 심장마비 등의 의학적 상황이 아니라 '출생'이라는 것입니다. 태어난 이상 언젠가는 반드시 죽는다는 것. 우리의 삶은 결국 출생과 더불어 죽음을 향해 가고 있습니다. 그 과정에서 인생의 어느 시기에 병을 만나고 그것을 치료하고 극복하는 것은 마치 봄, 여름, 가을, 겨울이 오고 가듯이 자연스럽습니다. 그러니 몸과 마음에 찾아온 질병에 모든 것을 잃을 것처럼 크게 걱정하지 말아야 겠습니다. 상황에 차분하게 대처해 의학적 해결책을 찾고 조속한 쾌유를 위해서 최선을 다하되, 매 순간이 내 생의 가장 아름다운 최고의 순간이라는 사실을 잊지 않는다면 좋겠습니다. 특히 제 외래를 찾는 분들은 퇴행성 관절염을 앓고 있는 비교적 나이가 드신 분들이기 때문에 육신의 쇠퇴와 흘러가는 세월에 대한 걱정, 두려움, 쓸쓸함을 함께 느끼시는 것 같습니다. 언젠가 읽었던 글귀가 떠오릅니다.

"당신은 당신의 능력을 사용할 수 있는 이 지상의 유일한 사람입니다. 그리고 오늘은 당신의 남은 인생을 시작하는 첫날입니다."

◦ 2007년 11월 14일

마음의 나이

무릎 관절을 전공하는 제 진료실은 이제 막 초등학교에 입학한 아이부터 여든을 훌쩍 넘긴 노인까지 넓은 연령층이 찾습니다. 진료실에 새로운 환자가 들어설 때 가장 먼저 나이를 점검합니다. 왜냐하면 같은 증상이라 하더라도 나이에 따라 원인 및 치료법이 달라지기 때문입니다. 흥미로운 것은 영상검사에서 나타나는 객관적인 소견은 육신의 나이와 밀접한 관계가 있지만, 그 병으로 인한 증상의 정도는 마음의 나이에 더 크게 영향을 받는다는 것입니다.

영상검사에는 관절에 특별한 이상이 없는데 심한 증상을 호소하는 분은 육신의 나이보다 마음의 나이가 많은 경우가 많고, 인공관절을 필요로 할 정도로 심한 병을 앓고 있는 분이 별다른 고통 없이 행복한 생활을 즐긴다면 예외 없이 젊은 마음의 나이를 갖고 있습니다. 따라서 육신의 나이와 함께 마음의 나이를 고려하는 것이 치료 방침을 정하고 치료 결과를 예측할 때 대단히 중요한 역할을 합니다.

육신의 나이는 생년월일로 쉽게 점검할 수 있지만, 마음의 나이를 확인하는 것은 쉽지 않습니다. 그동안 진료실에서의 경험을 통해서 마음의 나이를 판단하는 나름대로의 방법을 터득하여 진료의 지표로 삼고 있습니다.

육신의 나이에 비해서 마음의 나이가 젊은 사람은 세 가지 공통점이 있습니다. 첫째, 언제나 밝고 긍정적이어서 매사를 희망적으로 받아들입니다. 이 분들은 무릎 아픈 것을 얘기하면서도 입가에 웃음을 잃지 않습니다. 그리고 주변 여건에 관계없이 밝고 즐겁게 하루를 보내려고 노력합니다. 둘째, 심신의 건강을 위해서 규칙적인 운동 시간을 갖습니다. 나이가 들어도 쉽게 할 수 있는 종목을 선택하여 규칙적으로 운동을 합니다. 셋째, 주어진 시간을 너무 길게 생각하지 않고 언제나 즐거운 계획을 세웁니다. 10년, 20년 후의 일들은 크게 걱정하지 않습니다. 오늘, 내일, 또는 이번 달,

다음 달을 멋지게 보낼 계획을 세웁니다.

언제부터인가 스스로 육신의 늙어감을 느끼게 되면서 제 마음 나이를 묻게 되었습니다. 저에게 있어서 마음 나이의 척도는 새해에 하는 다짐입니다. 대학 진학을 앞두고 있을 때에는 좋은 대학에 진학하기 위해서 최선을 다하는 것이 새해 다짐이었고, 직장을 구할 무렵에는 꿈을 펼칠 수 있는 좋은 직장을 마련할 수 있도록 노력하는 것이 새해 다짐이었습니다. 이제 새해 다짐의 내용을 밖에서 찾기 어려운 나이가 되었습니다. 올해의 다짐은 하루하루가 좀 더 맑고 넓고 깊어졌으면, 그리하여 저의 진료실이 단순히 무릎을 고치는 장소에 머물지 않고, 우리 모두의 시련이 세상의 허와 실을 살피고, 앞날을 위한 새로운 도약의 기회임을 깨달을 수 있는 마당이 되었으면, 육신의 나이에 관계없이 늘 청년임을 깨달을 수 있는 도량道場이 되었으면 하는 것입니다.

◦ 2009년 1월 5일

“세월은 흘러서 아름다운 것이란다”

1년 365일, 우리 곁에 오고가는 낮과 밤의 수는 어김없이 같지만 마음에 느껴지는 세월의 속도는 나이에 따라 참 다른 것 같습니다. 가끔은 세월이 더디게 가는 것처럼 느낀 적도 있었지만 언제부터인가 지니고 있는 나이가 무겁게 느껴진 후부터는 세월이 속절없이 빠르게 지나갑니다.

아시는 것처럼 제가 외래에서 뵙는 분들은 대부분 무릎에 퇴행성 관절염을 앓는 분들로 비교적 나이가 많습니다. 나이가 무겁게 느껴지기 시작한 그 언저리부터 제게 한 가지 버릇이 생겼습니다. 외래에서 만나는 분들의 모습을 살피고 그 나이에 이르렀을 때의 제 모습을 상상하는 것입니다. 세월의 무상함과 육신의 질환으로 걱정과 근심이 가득한 분을 뵐 때면 나는 어찌 저 고통과 쓸쓸함을 견딜 것인가를 걱정하고, 넉넉한 표정에서 잘 살아온 세월이 느껴지는 분을 뵐 때면 어떻게 하면 저런 모습을 간직할 수 있을까를 스스로에게 묻습니다. 가끔은 참지 못하고 당혹스러운 질문을 여쭈기도 합니다.

"어떻게 그렇게 멋진 모습으로 가꾸실 수 있으셨습니까? 제가 어르신 연배가 되어서도 그런 모습으로 살 수 있으면 참 좋겠습니다."

지난주에는 학회 참석으로 잠시 외국에 나가 있었습니다. 아침에 무심코 켠 외국 TV방송에서 탄핵에 관련된 우리 나라 국회 모습이 중계되었고 제 마음을 무겁게 하였습니다. 올바른 역사의 흐름을 제대로 읽을 수 없고 바른 정치의 위상에 대해 어두운 저로서는 오늘 우리 앞에 전개되는 사회적 상황을 정확하게 판단하고 잘잘못을 가릴 수 있는 안목을 가지고 있지 않습니다. 지난 세월의 장점을 크게 생각하는 사람들이 느끼는 변화에 대한 걱정과 당혹스러움의 깊이를 헤아릴 수 없고, 새로운 변화의 필요성을 절감하는 이들이 갖고 있는 역사적 사명의식의 정당함도 모두 이해할 수는 없습니다. 그러나 각자가 가지고 있는 생각과 견해의 차이에서 벗어나 이제까지 걸어온 길과 앞으로 걸어갈 길을 차분히 살펴볼 수 있는 기회를 가졌으면 좋겠습니다. 오늘 낯설게 느껴지는 변화를 향한 노력이 새 천년을 대비하는 모색일 수 있고, 오늘 너무도 구태의연하게 느껴지는 모습이 그 험한 오천년의 역사에서 우리를 남아 있게 한 모진 생명력의 뿌리일 수도 있음을 볼 수 있는 여유가 있었으면 좋겠습니다. 그리하여 지금은 경계의 반대편에 서 있어 그토록 밉게 느껴지는 바로 그 사람이 내일 우리에게 가장 소중한 사람일 수 있음을 볼 수 있었으면 좋겠습니다.

늘 제게 일깨워 주시는 말씀, "세월은 항상 속절없이 빠르게 흘러가니 하루하루를 부지런히 채우며 살아라"라는 가르침을 번번이 지키지 못하고 금년도 이렇게 많은 날들이 지났습니다. 내년 이 무렵, 새봄이 올 때에는 조금은 깊어진 눈빛과 넉넉한 미소로 꽃망울을 머금는 목련에게 "세월은 흘러서 아름다운 것이란다"라고 속삭일 수 있었으면 좋겠습니다.

◦ 2004년 3월 21일

세월의 깊이가 주는 아름다움

팀원에게 보내는 새해 인사

행복하고 의미 있는 새해 첫날을 맞으셨기를 기원합니다. 가족 모두를 위한 그리고 혼자만을 위한 좋은 계획도 세우셨기를 바랍니다.

근래 며칠 동안 읽었던 책에서 새해를 시작하는 요즘 함께하고 싶은 글귀가 있어서 보내드립니다. 생동하는 팀원들의 모습과 새해 벽두임을 생각하면 어쩌면 다소 쓸쓸한 느낌이 있습니다만 젊음의 생동감은 세월의 깊이가 더해질 때 진정한 아름다움이 드러나며, 처음 시작하는 마음은 마무리하는 마음을 헤아릴 때 진가가 나타나기에 보내드립니다.

새해에도 더욱 멋진 인연 지으시고, 넓고 깊은 복전福田을 경작하는 아름다운 나날들 보내시길 기도합니다.

우리가 처음 만났을 때처럼 나는 내 앞에 있는 당신에게 온 주의를 기울입니다. 그리고 그걸 당신이 느끼게 해주고 싶습니다. 당신은 내게 당신의 삶 전부와 당신의 전부를 주었습니다. 우리에게 남은 시간 동안 나도 당신에게 내 전부를 줄 수 있으면 좋겠습니다.

당신은 이제 막 여든두 살이 되었습니다. 그래도 당신은 여전히 탐스럽고 우아하고 아름답습니다. 함께 살아온 지 쉰여덟 해가 되었지만, 그 어느 때보다도 더, 나는 당신을 사랑합니다. 요즘 들어 나는 당신과 또다시 사랑에 빠졌습니다. 내 가슴 깊은 곳에 다시금 애타는 빈자리가 생겼습니다. 내 몸을 꼭 안아주는 당신 몸의 온기만이 채울 수 있는 자리입니다. 밤이 되면 가끔 텅 빈 길에서, 황량한 풍경 속에서, 관을 따라 걷고 있는 한 남자의 실루엣을 봅니다. 내가 그 남자입니다. 관 속에 누워 떠나는 것은 당신입니다. 당신을 화장하는 곳에 나는 가고 싶지 않습니다. 당신의 재가 든 납골함을 받아 들지 않을 것입니다. 캐슬린 페리어의 노래 소리가 들려옵니다.

"세상은 텅 비었고, 나는 더 살지 않으려네."

그러나 나는 잠에서 깨어납니다. 당신의 숨소리를 살피고, 손으로 당신을 쓰다듬어봅니다. 우리는 둘 다, 한 사람이 죽고 나서 혼자 살아가는 일이 없기를 바랍니다. 우리는 서로에게 이런 말을 했지요. 혹시라도 다음 생이 있다면, 그때도 둘이 함께하자고.

_앙드레 고르, 《D에게 보낸 편지》

◦ 2008년 1월 2일

당신에게는 세월이 비껴가기를

어느 환갑이 지난 아들이 여든이 넘은 노모에게 자신의 잘못을 깨우쳐 달라고 회초리를 가져와 종아리를 때려줄 것을 청했습니다. 몇 차례 매질을 하자 아들은 이내 울음을 터트렸고, 눈물을 흘리는 아들을 보고 노모가 물었습니다.

"지난날에는 내가 회초리를 들어도 울지 않더니 오늘은 왜 우느냐?"

"지난날 어머니가 회초리를 드셨을 때는 종아리가 아팠는데 오늘은 아프지 않으니 '우리 어머니가 노쇠하셨구나' 생각이 들어서 웁니다."

강의 요청이 들어오면 저는 많은 경우, '신화, 진실, 그리고 현실Myths, Truths, and Realities'이라는 제목을 선택합니다. 강의 주제와 관련된 사안들 중 흔히 잘못 알려져 있는 것들을 찾아, 과학적 증거를 가지고 합리적인 추론을 제안하고, 그러한 진실들을 세상에 적용할 때 우리가 알아야 할 사항들을 점검합니다. 매월 한 번씩 진행하는 학술 모임의 이름도 '트루스 포럼Truth Forum'으로 정하였는데, 병원이 당면하고 있는 사안의 '신화, 진실, 현실'을 점검함으로써 환자를 보살피는 최선의 체계를 마련하고자 하는 뜻이었습니다.

이번 달 '트루스 포럼'의 강연자로 서울 강남의 저명한 관절척추전문병원에서 실력과 품성을 갖춘 좋은 의사로 자리를 잡고 있는 제자를 초대했습니다. 어렵고 힘들기로 유명한 제 밑을 자원해 무급 전임의 과정을 수학하고 1년을 연장해 공부했던 제자입니다. 지금은 10년이 넘는 세월 동안 저의 가까운 벗을 한결같이 돕고 있습니다. '트루스 포럼'에서 그의 강의를 듣는 감회는 그래서 더욱 특별할 수밖에 없었습니다. 지난 10년의 세월이 그에게 쌓아준 경험과 안목은 참석한 청중들을 기쁘게 하였고, 의학적 진실과 현실적 요구 사항 사이에서 합리적 절충안을 찾아가는 그의 정성과 노력이 한없이 귀하게 느껴졌습니다.

그가 무릎 전임의 과정의 졸업을 앞둔 어느 날, 저녁 식사 자리에서 제게 이런 말을 했었습니다.

"오늘 아침 회진을 도는데, 앞서 가시는 교수님 뒷모습에 흰머리가 늘어서 가슴이 아팠습니다."

오늘 강의를 하는 그의 모습에서도 세월의 흔적이 보여 안쓰러운 마음이 듭니다. 이런 마음을 보니 소중한 사람에게만은 세월이 비껴가기를 바라는 마음은 예외 없는 인지상정인 듯합니다.

◦ 2019년 7월 26일

존재의 아름다움

김혜린 약사와 주고받은 글

김혜린 법우께

“성공은 여정이지 목적지가 아니다.”

윔블던 테니스 대회 선전에 나온 문구입니다. 김혜린 법우의 글은 그 내용과 형식이 곱고 빼어날 뿐만 아니라, 불곡회를 사랑하는 마음이 한껏 느껴져서 읽을수록 새롭고 맛깔스럽습니다. 우리가 하는 모든 일의 진정한 성공은 그 결과에 있지 않고 과정을 소중하게 가꾸는 것에 있을 것입니다. 부처님께서 가르쳐주셨듯이 모든 생명은 태어나는 순간 죽음을 향해서 가지만, 한시적인 존재임에도 불구하고 과정을 소중히 함으로써 영원한 존재로 다시 태어날 수 있습니다. 그리고 그 안에 존재의 아름다움이 있습니다. 앞으로도 자주 곱고 예쁜 글에 묻어 있는 김혜린 법우의 마음을 느낄 수 있었으면 좋겠습니다.

김태균 드림

김혜린 약사의 글

불곡회 모임을 하고 돌아오면 기분이 좋아집니다. 오늘의 서두는 실례스럽지만 제 개인적인 소감을 밝히며 시작하겠습니다. 김태균 교수님께서 "김혜린 법우의 글이 참 괜찮지 않던가요? 근데 왜 요즘 김혜린 법우는 글을 안 쓰나요?"라며 한껏 칭찬을 해주셨을 때 여러 법우님들이 한꺼번에 저를 쳐다보시니 약간 쑥스럽지만 솔직히 말씀드려 기분이 무척 좋아졌던 건 사실입니다. 그동안 짤막한 법회 공지를 낼 때도, 혹은 모임후기를 주절주절 나열해 읽기 숨 막히게 만들어 보내드려도 항상 "훌륭합니다", "너무 감동적입니다" 등 최고의 찬사를 하셨습니다. 제가 쓴 글자로 연유하여 받아볼 수 있는 평생의 모든 칭찬은 김태균 교수님께 다 들은 것 같습니다.

제가 말씀드리고 싶은 것은 제가 글을 정말 잘 쓰는 것인지 아닌지가 아니라 그 칭찬을 듣고 나서 기운을 내어 글을 쓰고 있으며 또 한편으로는 더 노력하게 된다는 사실입니다. 실은 저는 초등학교부터 고등학교 학창시절까지 글짓기를 무척 못하는 학생으로 글짓기로 칭찬을 받아보았던 것은 우연히 급우들이 아무도 숙제를 해오지 않았던 경우 이외에는 없었습니다. 이 글을 읽으시는 법우님들께서는 주변의 동료와 가족에게 좀 과분한 칭찬을 해보시는 건 어떨까요? 바로 지금 말입니다.

김혜린 씀

◦ 2004년 7월 7일

질병이 준 고마움

선배에게 보내는 편지

선배가 안 계신 동안 병원은 별 문제없이 순조롭게 진행되고 있습니다. 어제 교육 후 62병동 연구원들과 함께한 회식도 원만하게 마무리하였습니다. 오늘 외래는 109명이 예약하였고 92명이 진료를 받았습니다. 순조롭게 진행되어 12시 40분에 끝나 모두들 기뻐하면서 외래를 마무리할 수 있었습니다.

알고 계신 것처럼 아직까지 높은 혈압과 단백뇨로 신장내과 진료를 받고 있습니다. 혈압은 잘 조절되고 있고 지난 수요일에 시행한 소변 검사에서도 단백뇨가 검출되지 않았습니다. 소변 색이 조금 짙고 거품이 이는 것으로 보아서 재차 확인이 필요하겠지만 일단 현저하게 악화되는 것 같지는 않습니다.

생각도 못한 질환이 제 곁에 온 것을 알고부터 이 세상에 머물고 싶은 만큼 머물 수 없을지도 모르겠다는 서글픔이 있었습니다. 한편으로 지나가는 매 순간의 소중함을 일깨워주니 이 병은 제게 좋은 도반일 수도 있겠다는 생각을 위안으로 삼습니다. 선배도 내내 건강하시고 혈압을 철저하게 챙기셨으면 좋겠습니다.

◦ 2003년 7월 26일

삶은 하얀 도화지와 같다

미국 연수 지도교수 Dr. 맥팔런트를 그리며 적은 글

Dr. 맥팔런트를 처음 만난 것은 4년 전 가을이었습니다. 이름만으로도 높은 장벽이 느껴지던 존스 홉킨스 의과대학의 스포츠 의학 책임자인 그와 어렵게 연락해서 만나기로 한 것은 당시에 머물던 곳이 너무 갑갑하게 느껴져서 무언인가 돌파구를 마련하고자 함이었습니다. 비서를 통해서 얻은 아침 7시 약속을 맞추기 위해서 새벽에 낯선 미국땅을 두 시간 동안 운전해 그의 사무실을 찾았습니다. 그곳은 단풍이 너무도 곱던 볼티모어 북쪽, 그린 스프링 역에 있었습니다. 태평양을 건너 찾아온 잔뜩 긴장하고 있던 나그네에게 넉넉하고 자신감 있는 음성으로 싱그러운 환영 인사를 건네는 그의 모습이 참 인상적이었습니다. 서툰 영어로 가까스로 인터뷰를 마치고 미국에서 3년간의 연수를 그와 함께하기로 결정하게 되었습니다.

맥팔런트 박사는 켄터키주 작은 도시에 있는 이름 없는 작은 대학을 수석 졸업한 후 어려운 가정 형편으로 명문 의과대학이 아닌 루이빌 의과대학에서 의사로서의 첫 공부를 시작하였습니다. 의과대학 졸업 후 메이요 병원에서 전공의 과정을 마치고, 미국 서부의 유명한 스포츠 의학 클리닉인 켈란 조브 병원에서 전임의 과정을 마쳤습니다. 2년간의 플로리다 의과대학 교수를 역임하고 1992년에 존스 홉킨스 의과대학에 교수로 부임한 그는 명문대 출신이 아니면서 존스 홉킨스 의과대학 교수가 된 몇 안 되는 사람 중의 하나입니다. 현재 그는 미국정형외과학회에서 연수강좌 세 개를 맡고 있고, 많은 정형외과 학술지의 편집위원 또는 심사위원으로 활약하고 있습니다.

그와 함께한 2년 6개월간 참 많은 일들이 있었습니다. 많은 것을 배울 수 있었고 좋은 학문적 결과를 이룰 수도 있었지만, 여러 가지 어려움으로 실의와 좌절에 빠진 적도 있었습니다. 그때마다 그는 예의 그 씩씩함으로 제게 용기를 심어주었고 스승과 제자가 아닌 친구로서의 인연을 강조했습니다. 그는 제가 근무하는 병원의 개원 기념 심포지움에 특별 강연자로서 한국을 방문한 적도 있습니다.

연수를 마치고 돌아가는 날, 외래 진료 중인 그가 저를 배웅하기 위해서 병원 정문까지 나와 긴 작별인사를 하였던 작년 12월 겨울날이 아직도 생생히 기억납니다. 아래에 옮기는 글은 그가 어려움에 있을 때 그를 위로하기 위해 제가 적었던 글입니다.

"삶은 누구나 원하는 대로 그림을 그릴 수 있는 하얀 도화지입니다. 그리고 가장 중요한 것은 그리는 대상이 아닌 그리는 자의 태도입니다. 새로운 종이를 과거의 잘못 그렸던 그림이나 미래의 우울한 그림으로 망쳐져서는 안 됩니다. 오늘의 빈 종이는 오직 오늘만 사용할 수 있습니다. 그것이 우리의 매일이고 우리의 삶입니다. 그 그림 속에서 우리는 물감이나 펜 없이도 무엇이든 그릴 수 있습니다. 불편한 의자, 비 오는 날씨, 바람 부는 날에 대해 불평하지 않아야 합니다. 왜냐하면 우리에게 허락된 종이는 제한되어 있기 때문입니다. 그 그림은 누구의 그림과도 비교될 수 없습니다. 또한 그림을 통해 얻을 수 있는 가장 큰 축복은 후손을 위해 더 나은 세상을 만드는 일에 기여하는 것입니다.

매일매일은 우리 자신이 그려낼 수 있는 한 장의 하얀 도화지입니다. 인생은 슬픈 것 같지만 동시에 축복이며 선물입니다."

갑작스레 쌀쌀해진 아침저녁 기온으로 주변에 감기를 앓는 분들이 많습니다. 늘 건강 조심하시고 세상을 위해서 스스로를 귀하게 여기시기를 빕니다.

◦ 2003년 11월 1일

정토의 의미

오늘 아침에 읽은 법륜 스님 법문입니다. 우리 함께 보현행원으로 한 걸음씩 나아갈 때 늘 마음에 두면 좋겠습니다.

> "보살에게 있어서 정토란 이미 완성된 국토가 아니라 완성을 향해서 보살이 활동하는 국토입니다. 행복한 나라는 이것이 행복한 나라라고 정해져 있는 것이 아닙니다. 행복한 나라를 만들기 위해서 내가 노력하고 있을 때 그것이 곧 행복한 나라입니다. 통일된 나라는 남북이 정치경제적으로 통합된 것만을 말하는 것이 아니라 통일을 향해서 기쁜 마음으로 온몸을 바쳐서 일할 때 그는 이미 통일된 국토에 살고 있는 것입니다. 여러분들이 자기 인생의 행복을 위

해서 한 발 내딛으면 여러분들은 이미 행복한 나라에 살고 있는 것 입니다."

_법륜 스님 청춘콘서트 대구편에서

ㅇ 2015년 7월 7일

순간을 소중히 여기는 삶

미국 연수 지도교수 Dr. 맥팔런트와 주고받은 편지

친애하는 Dr. 맥팔런트에게

일요일 새벽 2시 10분입니다. 저는 지금 교통사고로 다리를 다친 청년의 긴급수술을 기다리고 있습니다. 양 무릎은 모두 열려 있고, 대퇴골과 경골에 골절이 있습니다. 그가 지난밤 11시경에 무엇을 하고 있었는지 모르지만, 무언가 그에게 있어 가치 있는 일을 했기를 바랍니다.

어젯밤에 앞으로 토요일 밤을 일과 관련한 전문적인 일을 하는 데 시간을 쓰지 않기로 마음먹어, 그동안 읽으려고 했던 여러 권의 책을 읽으면서 소중한 시간을 보내려고 했지만 그럴만한 여유가 없더군요. 제가 읽으려고 했던 책은 법정 스님의 책이었습니다. 그는 이제 70세가 넘었습니다. 그의 말 중 저에게 깊은 인상을 주었던 것이 있습니다.

"나의 존재의 의미를 섬기며, 남은 여생을 순수하고 헌신적인 순간으로 채우고 싶다. 모든 글을 나의 마지막 말처럼 쓰겠다."

벌써 가을이 돌아왔습니다. 단풍이 이미 일부 지역에서 꽤 예쁘게 물들었다고 합니다. 올가을 의미 있고 성취하는 시간 가지시길 바랍니다.

이제 수술이 준비되었네요. 바로 수술실로 가야겠습니다. 좋은 밤 되세요.

김태균 드림

친애하는 태균에게

다정한 글 잘 읽었습니다. 스님이 옳습니다. 천성을 거스르기 어렵겠지만 나도 항상 노력하는 삶을 살고 있습니다. 영국의 한 건장한 유명인이 최근 복부에 전이성 암 진단을 받고 3개월 만에 사망한 일이 있었습니다. 만약 그게 나였다면 어땠을까요? 또는 내가 그 청년의 자동차 사고를 낸 장본인이었다면 어땠을까 생각해봅니다. 우리의 삶이 짧다는 것을 항상 기억하는 것은 불가능합니다. 나의 마지막 숨결을 기록하는 것은 정말 짧은 순간이겠지요. 편지 고마웠습니다. 당신과 가족을 자주 생각하고 있어요.

맥팔런트로부터

◦ 2004년 10월 4일

정성을 다해 살고 싶습니다

한동안 무척 분주한 시간을 보냈습니다. 원성 스님 시 한편 함께 읽고 싶었습니다.

〈시간〉

공부를 하고 있는 이 시간
열심히 정진하고 싶습니다.
인생은 소리 없이 흘러가니까요.

당신과 만나는 이 시간

진실한 만남이고 싶습니다.
생명을 함께 나누고 있으니까요.

일하고 있는 이 시간
정성을 다하고 싶습니다.
내 삶을 쏟고 있으니까요.

먼 훗날, 이 세상 떠나갈 때
더 이상 여한이 없다고 말하고 싶습니다.
환한 미소 머금고 나의 시간을 매듭짓고 싶습니다.

김혜린 법우의 글

아침에 보내주신 원성 스님의 시를 몇 차례 거듭 읽고 있습니다. 내가 영위하는 시간을 헛되이 쓰지 않아야겠다는 경각심을 전해주는 시였습니다. 열심히 정진하고, 만나는 모든 사람을 진심으로 대하고, 정성을 다해 일한다는 것. 참으로 명료하지만 어렵습니다. 두고두고 읽으며 나태해질 때 저를 다시 한 번 추스르는 기회로 만들어야겠습니다. 오늘 점심 때 읽은 시 한 수를 전합니다.

生也一片浮雲起(생야일편부운기)

死也一片浮雲滅(사야일편부운멸)

浮雲自體本無實(부운자체본무실)

生死去來亦如然(생사거래역여연)

태어나는 것은 한 조각 구름이 일어남이요.

죽는 것은 한 조각 구름이 사라짐이네.

뜬구름 자체는 본래 실체가 없으며,

태어나고 죽고, 가고 옴도 또한 그러하네.

_선사 득통기화得通己和(1376~1433)

◦ 2005년 10월 18일

후회 없이 살고 있나요?

정목 스님 인연으로 만나게 된 이창재 감독. 그의 마음과 뜻, 평소의 인품을 알기에 더욱 특별한 마음으로 그가 쓴 책《후회 없이 살고 있나요?》를 읽었습니다. 그리고 내일이면 미국으로 떠나는 아들의 책상에 책 속 글귀를 메모에 적어 책과 함께 놓았습니다.

"내가 많은 재능을 선물 받았다면 그 재능에 도취해 살고, 그 재능을 발휘하는 데 인생을 걸었을 수도 있겠구나. 이 재능은 내게 꼭 맞는 한 켤레의 신발일 수도 있다. 내가 나를 발견하고 나 자신의 목적지로 나아가게 해주는 고마운 한 켤레의 신발. 이 신발이 다 해지면 나는 더 이상 현세의 목적을 좇지 말아야지."

마지막 책장을 덮기 전, 책에는 이런 물음이 있습니다.

"죽음이 당신에게 묻는다. 내 사명은 무엇인가?"

거기에 책은 이런 답을 마련해두고 있습니다. "내 눈길 머무는 곳마다 내 숨결 가 닿은 곳마다 고맙고 감사하고 사랑하는 것. 그것이 살아 있는 동안 우리가 해야할 일"이라고. 죽음을 봄으로써 삶을 사랑하게 하는 귀하고 값진 책입니다.

◦ 2016년 1월 1일

아름다운 노년을 위하여

까까머리 소년은 땡볕에서 고추를 따고 있는 엄마를 놓아두고는 산으로 들로 놀러만 다녔답니다. 기숙사비 마련하려고 밤새워 전선을 붙이는 엄마를 잠자게 해드리려고 기찻길 가로등 밑에서도 공부를 하였답니다. 의대 합격 소식을 확인하고 돌아 나오던 겨울 아침, 차가운 관악산 길에 모락모락 김이 오르는 학생회관 식당 앞을 가벼운 주머니 사정으로 그냥 지나쳐 온 엄마와 아들이었답니다. 나이 들어 요양원에 들어간 엄마가 새벽이면 무서운 꿈에 가위눌려 소리칠 때는 깨어서 두려움을 달래 드렸지요. 요양원 침대에 함께 앉아 초코파이 하나, 두유 하나 나누어 먹고 떠나올 때 엄마는 늘 울음부터 터뜨리셨지요.

그리고 제겐 또 한 명의 어머니가 계십니다. 3년간의 전임의를 마치고 정해진 자리 없이 외로운 유학생활을 하고 있는 사위에게 "젊어서 고생은 사서도 하는 것이네. 기죽지 말고 열심히 기량을 닦아서 자네가 가고 싶은 길을 가게"하시며 봉투에 넣어 전해주신 5,000불로 컴퓨터를 구입해, 그것으로 20편이 넘는 논문을 마무리하였지요. 그 어머니는 갑작스럽게 간암을 진단받고 고생하시다가 귀한 뜻만 남겨 놓고 떠나셨습니다. 그렇게 두 분의 어머니를 보내드렸습니다.

무릎이 아프신 분들을 보살피는 제 외래는 연세가 지긋한 어머니들이 대부분입니다. 면담을 하고, 진찰을 하면서 '이 손으로 그 귀한 자식들 다 보살피셨겠지', '이 무릎으로 자식들 필요한 곳 모두 찾아다니셨겠지' 하는 마음이 듭니다. 그런데 그 장하고 귀한 어머니들이 이젠 다가오는 늙음과 소멸의 두려움 앞에 떨고 계십니다. 혼자서는 해결할 수 없는 고통과 두려움입니다. 그런 부모님을 바라보는 자식들의 어려운 마음도 있습니다. 한편으로는 죄스럽고, 한편으로는 지치고, 한편으로는 외면하고 싶습니다.

그럴 때 정목 스님을 뵙게 되었지요. 서울의대 3학년 때 불교학생회 회장으로서 매주 법회를 주관하시는 스님을 도와 물건을 옮기고 목탁을 쳐드렸고, 1994년 전공의 3년차 때 스님이 편찮으셔서 병원에 입원하셔서 뵈었지요. 그리고는 2015년 12월까지 무려 20년 넘게 스님은 스님대로, 저는 저대로 그렇게 각자의 세월을 걸어 왔습니다.

장모님을 보내드리고, 어머니가 요양병원에 입원하여 계실 때 스님을 다시 뵈었습니다.

"스님, 노년의 문제는 누구도 비껴갈 수 없고, 본인과 가족의 노력만으로는 해결할 수 없는 듯합니다. 국가의 사회복지사업으로도 해결되지 않는 영역이 있습니다. 누군가는 해야 합니다."

의학과 보살핌, 지혜를 통해서 삶과 소멸을 대비해 아름다운 노년을 실현하는 사업을 스님에게 말씀드리고 6개월이 넘는 기간 동안 간곡하게 부탁드렸습니다.

"그래요, 그럼. 김 교수가 하려는 일의 내용을 나는 구체적으로는 모르겠어요. 그러나 노년의 문제는 이 시대를 살고 있는 모든 사람들이 당면하고 있는 중요한 문제인지는 알겠습니다. 우선 내 주변에 뜻이 선량하고 바른 분들을 모아서 뜻을 세우고 관계를 세우는 것부터 시작합시다. 모든 일의 시작과 마무리는 결국 사람입니다."

그렇게 시작된 모임이 '아름다운 노년을 위한 모임(아노모)'입니다. 2016년 8월 6일 삼청동 국제 갤러리에서 첫 번째 모임을 가진 이후, 월례 모임에서 마음을 나눴고, 제주도 워크숍, 춘천박물

관 오백나한전 답사, 병원 설립을 위한 실무위원회, 추진위원회를 거쳐, 2017년 1월 13일에 판교에서 3차 병원 설립추진위를 열었고, 이후 6개월 만에 7월 15일 티케이정형외과 개원식까지 엄청난 역사를 이루어 왔지요. 몸과 마음이 힘들고, 아무리 보아도 뚫고 나갈 길이 보이지 않는 순간에도 "내 곁에는 이 분들이 있어. 이 일은 반드시 이루어져야 되는 일이야. 내가 비록 마치지 못해도 뒤에 오는 누군가가 우리의 정성을 알고, 인연의 끈을 이어서 뜻을 귀하게 세울 수 있다면 이 일은 이미 성공한 것이야"라고 생각할 수 있도록 숲이 되어주는 아노모 도반님들.

"교수님, 가슴이 시키는 대로 하세요. 이치를 따져서 그 길이 아무리 옳아도 김 교수 가슴에서 시키지 않는다면 그 길은 가면 안 되는 거예요."

사안이 분명하지 않을 때면 스님은 늘 저를 깨우쳐주시는 경책이십니다. 제 가슴이 시키는 것은 무엇일까요?

"더없이 높고 깊은 진리의 가르침. 오늘도 듣고 보고 배우니, 원컨대 여래의 진실한 뜻 알게 하소서."

◦ 2019년 7월 30일

나눔이 있는 모임

〈아름다운 노년을 위한 모임〉과 제주 여행을 마치고

"움직일 수 없게 되니까, 욕심 부릴 수 없게 되니까 비로소 평화를 느낀다. 때가 되면 떠날 것이고, 나머지는 남아 있는 사람들의 몫이다. 철들면 죽는 게 인생, 여한 없다. 원 없이 사진 찍었고 남김없이 치열하게 살았다."

김영갑 갤러리 두모악에서 만난 김영갑 선생의 삶과 작품들을 보면서 꿈결 같은 순간들이 영원으로 남게 될 것임을 벌써부터 예감합니다.

아름다운 노년을 위한 모임, 아노모. 이름을 정할 때, 조금은 낯설고, 일본말 같기도 해서 모두 조금 망설였지요. 그러나 어느새

아주 친근한 이름이 되었고 가장 자주 찾는 곳이 되었지요.

"아나모." 조금 더 어색하고 생경하게 들리는 아노모의 애칭입니다. 박종암 대표께서 엇나간 발음으로 말씀하신 건데 어느 벗께서 "아름다운 나눔을 위한 모임"으로 제안하셨을 때 우리 모두 손뼉 치며 좋아했지요.

참으로 그렇습니다. 세월이 지날수록 똑똑한 사람보다는 푸근한 사람이, 발 빠른 사람보다는 한결같은 사람이 더 좋아지고, 쌓아가는 사람보다는 나누는 사람에 더욱 마음이 갑니다. 진정으로 아름다운 노년은 나눔을 실천함으로써 완성될 수 있겠지요. 박 대표님께서 아무리 연습을 해도 '아노모'가 '아나모'로 문득문득 나온다고 하시니, 이는 아마도 불보살께서 일부러 시키시는 듯합니다.

사진은 사진작가의 눈에 비친 세상의 모습이겠지요. 따라서 사진 속의 세상이 깊고 따뜻하다면, 그 세상을 담는 사진작가의 마음이 깊고 따뜻하다는 뜻이겠지요. 제주도 사진에서 담겨진 우리들의 모습은 한결같이 행복하고 밝습니다. 그것은 우리들 모습을 담은 이해선 작가님의 마음과 모든 순간을 기획하고 주관하신 정목 스님의 아름다운 나눔의 마음이 있었기에 가능했겠지요. 두모악 뜰에 떨어진 동백꽃 꽃잎을 벗들의 머리에 꽂아주고는 아이처럼 기뻐하는 풋풋한 영혼의 주인공, 이해선 작가님, 그 작가를 한없이 품어주시는 우리 스님. 2016 아노모 제주 워크숍을 생각할 때마다 제일 먼저 떠오를 기억임을 벌써 분명히 알겠습니다.

지난 것이 아쉽기만 하고 꿈결 같은 아노모 도반들과의 1박 2일 제주에서의 일정 중 어느 순간도 놓치고 싶은 것이 없었습니다. 언제나 상대방의 입장을 편하게 해주시는 청년 박종암 대표님, 보기만 해도 마음이 든든한 넓은 가슴의 최정규 이사님, 늘 유쾌한 반동으로 다시 생각할 기회를 주시는 성낙진 교수님, 열혈 소녀에서 최고의 내조자이자 열정의 완숙으로 복귀하시는 고삼숙 팀장님, 아름다운 집 전문가이자 요리연구가로 주어진 모든 역할을 수행하시는 최미경 대표님, 뛰어난 안목과 역사의식을 겸비한 학자이자 예술가, 그러면서도 늘 벗들에게 웃음을 선사하시는 서용 교수님, 현실과 꿈을 멋지게 조화시키면서 또 다른 미래를 아노모에서 꿈꾸는 김은경 원장님, 사회와 역사에 대한 통찰과 사람에 대한 따뜻한 가슴을 갖고 계신 최낙용 부사장님, 구도자의 마음을 간직하고 존재의 실상을 고민하는 이창재 감독님, 살아온 정성과 뜻, 살아갈 다짐이 소중해서 한없이 우러르고 싶은 강정화 이사님, 성실함으로 어느 것 하나 소홀함 없이 완벽하게 챙기는 류지석 이사님, 아노모 막내로 자칫 어려울 수 있는 자리에서도 열심히 배우는 바른 심성의 박서혜 대표님, 모두 모두 감사드립니다.

ㅇ2016년 12월 6일

그리움은 구도자의 마음이다

오지 사진작가, 이해선의《인연, 언젠가 만날》을 읽고

해선海仙, 바다의 선녀라는 이름을 가진 이해선 작가는 이름이 그 사람을 참 잘 드러낸다 싶습니다. 그의 책,《인연, 언젠가 만날》을 읽었습니다. 여행기와 사진이 서로를 더욱 깊고 풍요롭게 만들어주는 참 좋은 책입니다. 이런저런 제 깊지 못한 생각을 옮기는 것보다 책 중간 중간의 짧은 글과 그의 마음을 이해하고 추천사를 적어주신 김재진 시인의 말씀을 옮기고 싶습니다. 다만 해선 님이 책에서 적으신 "내 추억의 시원은 어디쯤일까요? 근원을 알 수 없는 그리움으로 방황하는 일은 이번 생에서 끝냈으면 싶습니다"는 말에는 나도 조금은 하고 싶은 말이 있습니다.

"그리움"

저는 그것을 구도자의 마음으로 이해합니다. 그리움은 방황의 원인이 아니고, 닿기 어려운 진리에 다가가는 동기이자 따뜻한 자비심의 원천입니다. 그러니 이번 생에 끝낼 일이 아니고, 세세생생 복으로 간직할 일이라고 믿습니다.

순간을 참고,
하루를 참고,
그렇게 한 생을 인내하며 견딥니다.
저들로부터 인내하는 법을 배웁니다.
삶의 고통은
극복하는 게 아니라, 견디는 것인지 모릅니다.

공덕은
사람들의 마음에 새겨진
긍정의 흔적입니다.

진정한 만족은 원하는 것을 소유하는 것이 아닙니다.
원하는 마음으로부터 벗어나는 것입니다.
사랑도 물질도 원한다는 것은 고통입니다.

자신이 가진 것 이상을 바라지 않는 자족의 삶,

적게 쓰고 많이 행복해하는 것.

그것이야말로 작고 소중한 행복의 비밀입니다.

인생은 빨리 지나가고

죽음은 머지 않아 그대 문 두드리리.

아무리 사랑하는 가족이라도

생사윤회에서 붙잡을 수 없는 법

이제 참된 스승에게 의지할 때가 왔도다.

진리를 수행할 때가 왔도다.

_책 속에서

◦ 2017년 1월 21일

어머니를 보내며

미국 출장을 마치고 귀국 비행기를 기다리는 공항에서 어머니가 운명하셨다는 소식을 들었습니다. 그리고 달라스에서 인천으로 향하는 대한항공 기내에서 어머니를 기리며 글을 적었습니다.

김진양(김해, 향년 88세)

- 생: 1930년 음력 12월 25일

- 몰: 2017년 4월 9일(음력 3월 13일)

어머니는 1930년 서울 종로구 한 가난한 집의 큰딸로 나셨습니다. 외조부께서 일찍 돌아가신 후 외할머니는 큰 외삼촌과 큰딸인 어머니, 둘째 딸인 이모를 다른 집에 보내시고 막내아들만을 데리고 재가를 하셨습니다. 어머니를 일손으로 받으신 댁은 저희 형제들의 고향이 된 충청남도 천안에서 나서 병원에서 일을 배우다가 병원을 직접 운영하는 집이었습니다. 1990년 작고하신 저희 선친께는 먼 친척이었습니다.

어머니는 그 댁 집안일을 도우며 지내시다가 1950년 6·25 한국전쟁이 나면서 충청도 천안으로 피난을 오시게 되었고, 이렇게 해서 저희 아버님을 만나서 일가를 이루게 되었습니다.

저희 선친께서는 1927년생으로 천안의 작은 고을의 퇴락한 양반집 셋째 아들로 나셨습니다. 아버지를 낳으신 안동 장씨 할머니는 다른 댁에서 따님 한 분을 낳으신 후 혼자 되셨다가 할아버지께 오셔서 저희 아버지를 낳으셨습니다. 장 할머니는 영특하고 부지런하여 할머니가 살아계신 동안 집안이 흥하고, 손님들이 끊이지 않았다고 합니다. 그러던 할머니가 아버지 아홉 살에 갑자기 돌아가시면서 금이야, 옥이야 귀한 대접으로 자라던 아버지가 이복 형제들 사이에서 어려움을 겪으면서 성장하게 되었습니다. 그러나 워낙 영민한 장 할머니의 두뇌를 받으셨음인지 아버지는 다른 형님들에게 비해서 글 읽는 것을 좋아하고, 일솜씨가 야무져서 인기 많은 젊은이였다고 합니다. 그러다가 6·25 전쟁으로 피난 온 어머니를 만나 가정을 이루고 참전하기까지 성실하고 다정다감한 남편으로 잘 지내셨다고 합니다. 그런데 전쟁이 끝나고 돌아온 아버지는 전쟁 전의 아버지가 아니었다고 합니다. 아마도 전시에 헌병대에서 근무하면서 부정적인 영향을 받았던 것 같습니다. 전쟁 후에는 집을 보살피는 일도 소홀히 하고, 안 마시던 술을 마시고, 때때로 어머니께 폭언과 폭력을 쓰거나 다른 사람들과 자주 다툼을 하는 분으로 바뀌었습니다. 점차 도박도 하고, 이런 과정에서 그나마 물려받은 몇 뙈기 논과 밭은 남의 손으로 넘어갔고, 살림은 오로지 어머니가 맡아서 하셔야 하는 상황이었습니다. 저희들 다섯 형제(1녀 4남)가 다닌 학교 옆에 작은 가게를 열어서 학생들을 상대로 장사를 하는 것이 수입의 전부인 가난한 살림을 이어가셔야 했지요.

그러다가 제가 중학교 2학년 때인 1977년에 누나와 형님들이 먼저 자리 잡고 있던 서울 구로구 가리봉동으로 이사를 와서 서울 생활을 하게 되었지요. 서울에 오셔서도 아버지는 생활에 도움이 되는 직업을 가진 적은 없으시고, 책 읽는 것으로 소일하시다가, 가끔씩 술이 과하면 속상함을 털어놓는 생활을 계속하셨습니다.

어려운 생활을 이어가시다가 1990년 아버님이 돌아가셨고, 1991년 저희 딸 가혜가 태어나면서 막내인 저희 집에서 지내기 시작하셨고, 1995년에 아들 윤식이가 나면서는 병원일로 집에 있지 못하는 저희 부부를 대신해서 아이들을 키워주셨지요. 2002년 6월부터 12월까지는 미국 볼티모어에 오셔서 제 연수 마지막 6개월을 도와주셨고, 이후 귀국해서 2014년 9월 16일 고향 마을에 작은 집을 지어서 1년간 행복하게 사셨습니다. 그러다가 2015년 겨울 오른쪽 무릎에 자꾸 피가 고여서 무릎수술을 받으셨고, 천식, 심부전, 신부전 등으로 몇 차례 어려움을 겪으신 후 2016년 6월부터는 분당의 신우요양원에서 지내오셨습니다. 그 이후로 두세 차례 건강악화로 분당서울대병원에 입원하셔서 치료를 받고 다시 신우요양원으로 복귀해서 지내시는 것을 반복하셨지만, 그런대로 잘 지내셨는데 이렇게 갑작스럽게 별세하셨습니다.

선인들이 말씀하기를 아버지는 하늘, 어머니는 땅이라 하였는데, 그 말씀이 틀리지 않아서 어머니의 별세 소식에 딛고 있는 땅이 흔들리는 듯 모든 것이 낯설고, 살아온 길, 살아갈 길, 떠나갈 길을 생각하게 됩니다.

이 세상 모든 사람들처럼 제게도 잠시 생각하는 것만으로도 가슴 저미는 어머니와의 특별한 사연들이 있습니다. 가난한 살림에도 서울 사는 친청 어머니 뵈러 간다고 검게 탄 피부에 하얀 분 바르고는 인절미를 정성껏 빚어 머리에 이고 서울길 가시던 일, 한여름 땡볕에서 고생하여 밭 매시는 어머니를 두고 딴청만 부리다가 잠자리 잡으러, 물고기 잡으러 도망간 일, 부엌에서 소나무 가랑잎으로 불 때어 밥 지으실 때 술주정 심한 아버지를 두고 서울로 가자고 어머니께 떼쓰던 일, 북일고등학교 다닐 때 제 하숙비 마련한다고 밤을 꼬박 새워 전선 붙이는 일을 하셨던 어머니, 그 짐 덜어 드린다고 기찻길 가로등 밑에서도 공부하던 일, 1982년 학력고사에서 충청도 수석을 하였다는 소식을 아침에 듣고는 뽀얗게 우시던 모습, 서울의대 합격자 발표를 보러 관악캠퍼스에 간 날 학생회관 백반을 비싸다 생각하고 점심을 거르고 그냥 집으로 돌아왔던 일, 가혜가 학교에 가지 않겠다고 떼써서 속상해하시던 일, 윤식이에게 신생아 황달이 와 자꾸 토한다고 걱정을 달고 사시던 일, 한마디 말도 통하지 않는 미국에서 어린 가혜, 윤식이를 돌보며 생활을 꾸리셨던 일, 2002년 3년 유학을 마치고 돌아오는 길에도 진로가 정해지지 않아서 마음을 잡지 못하는 아들 대신 그 많은 짐을 혼자서 꾸리신 일, 정들었던 잠원동에서 분당으로 이사 온 후 외로움에 힘들어하셨던 일, 새벽이면 종종 무서운 꿈으로 가위에 눌려 소리 지르고 계신 어머니를 달래 드린 일, 아침마다 하루하루가 무겁다며 한숨으로 제 출근길을 어렵게 하셨던 일, 고향집 가시던 날 그렇게 섭섭해 하셨던 일, 아들이 있는 병원에 더 계시고 싶으셔서 짐짓 정신을 놓으신 일들, 요양원 침대에서 두유를 함께 마시는 것을 무척 좋아하셨던 어머니, 요양원에서 뵙고 돌아서 나오면 늘 울음부터 터뜨리시던 어머니….

이제 우리 어머니, 힘겨운 이생에서의 숙제를 마치시고 다음 생으로의 여행을 준비하고 계십니다. 어머니께서 금생에 해놓으신 숙제를 누구는 '우', 누구는 '미'라고 하겠지만 저는 우리 어머니께서 해놓으신 숙제에 백 점 만점, 동그라미 백 개, 모두 '수'만 드리고 싶습니다. 평생을 가난과 어려움 속에서 묵묵히 당신께 주어진 길을 걸어오신 우리 어머니. 다음 생에는 조금은 더 편안하고, 조금은 더 도와주는 사람들이 많은 곳으로, 조금은 덜 바쁜 아들 만나셔서 편안하고, 덜 외롭고, 보고 싶은 아들 자주 보시면서 사세요.

어머니, 편안히 가셔요. 수고 많으셨어요. 어머니 곁에 갈 때까지 저를 찾는 세상의 모든 할머니를 어머니 보살피듯, 그렇게 보살펴 드릴게요. 엄마, 고마워요.

◦ 2017년 4월 9일

막내 올림.

〈엄마는 그래도 되는 줄 알았습니다〉

엄마는

그래도 되는 줄 알았습니다

하루 종일 밭에서 죽어라 힘들게 일해도

엄마는

그래도 되는 줄 알았습니다

찬밥 한 덩이로 대충 부뚜막에 앉아 점심을 때워도

엄마는

그래도 되는 줄 알았습니다

한겨울 냇물에서 맨손으로 빨래를 방망이질해도

엄마는

그래도 되는 줄 알았습니다

배부르다, 생각없다, 식구들 다 먹이고 굶어도

엄마는

그래도 되는 줄 알았습니다

발 뒤꿈치 다 헤져 이불이 소리를 내도

엄마는

그래도 되는 줄 알았습니다

손톱이 깎을 수조차 없이 닳고 문드러져도

엄마는

그래도 되는 줄 알았습니다

아버지가 화내고 자식들이 속썩여도 끄떡없는

엄마는

그래도 되는 줄 알았습니다

외할머니 보고 싶다

외할머니 보고싶다, 그것이 그냥 넋두리인 줄만…

한밤중 자다 깨어 방구석에서 한없이 소리죽여 울던

엄마를 본 후론

아!

엄마는 그러면 안 되는 것이었습니다

_심순덕

꽃 피기 전 봄산처럼

꽃 핀 봄산처럼

누군가의 가슴 울렁여 보았으면

_함민복, 〈마흔 번째 봄〉

골안사 부처님의 가르침

제가 근무하는 병원을 감싸듯이 안고 있는 산이 있는데 이름이 불곡산입니다. 병원 본관이 위치한 곳을 조금 지나면 불곡산 얕은 산자락에 골안사骨安寺라는 작은 사찰이 있습니다. 어느 일요일 아침, 불곡산을 오르는 길에 골안사 부처님을 처음 뵙게 되었습니다.

평소에 근처를 지나면서 '뼈骨가 편안安한 절이니 그곳 부처님 뼈는 얼마나 편안할까?'라는 생각으로 실없이 혼자 웃음을 짓곤 하였습니다. 법당에 들어가 향을 사르면서 불단에 모셔진 부처님을 처음 뵙는 순간 눈앞에 계신 부처님 모습에 몹시 놀랐습니다. 불상 머리에 비해서 형편없이 작고 왜소한 몸체를 보고 실망과 의구심을 달래기 어려웠습니다. 아마도 어느 없어진 절터에서 모셔 온 부처님 머리에 졸속으로 몸체를 만들어 모신 것이라 짐작되었습니다.

스포츠가 모든 사람의 일상생활에서 중요한 역할을 하는 미국에서 몇 년간 스포츠의학을 공부할 기회가 있었습니다. 스포츠의학은 여러 분야로 나눌 수 있는데, 크게 스포츠를 직업으로 하는 운동선수들을 대상으로 하는 분야와 여가 수준에서 스포츠를 즐기는 보통 사람들을 대상으로 하는 분야로 나눌 수 있습니다. 운동선수들을 대상으로 하는 스포츠의학의 주된 관심사는 “어떻게 최단기간 내에 최고의 스포츠 수행 능력athletic performance을 발휘하도록 할 것인가”로 모아지고, 보통 사람들을 위한 스포츠의학의 주 관심사는 “스포츠를 통해서 어떻게 건강과 삶의 질quality of life을 향상시킬 것인가”로 정리할 수 있습니다.

운동선수가 좋은 기량을 발휘하기 위해서는 육체적인 면은 물론 정신적인 면에서도 최상의 상태를 유지하는 것이 필수입니다. 운동선수의 정신적인 측면을 탐구하는 스포츠심리학에 의하면 운동선수가 경기에서 최고의 성적을 내려면 평소 훈련을 통해서 다져진 운동 수행 능력이 대뇌 피질 작용에 의한 의식소음(Cerebral

Noise ; 예컨대, '실수하면 어쩌나?' '이 점수를 얻으면 이길 수 있는데' '이 경기를 이기면 연봉협상에서 유리한 위치를 얻을 수 있는데' 등등의 생각)에 방해 받지 않도록 해야 합니다. 따라서 평소 지속적인 훈련을 통해서 여러 가지 육체적인 운동 기법들이 무의식 수준에서 자동화되도록 숙련하는 것이 필수입니다. 또한 경기에 임하는 당시에는 아무런 생각 없이 자기가 수행하는 동작에 대한 완벽한 확신을 가지고 집중함으로써 의식소음을 없애는 연습을 합니다. 많은 스포츠심리학자들이 의식소음을 가장 완벽하게 없애는 선수 중의 하나로 유명한 골프선수, 타이거 우즈를 말합니다. 그는 한 잡지사와의 인터뷰에서 경기에 임할 때 매 순간 수행하는 동작 외에는 아무것도 마음에 담아 두지 않는다고 했습니다. 가끔씩 타이거 우즈도 슬럼프에 빠지는 것을 보면 의식소음을 없애는 것이 말처럼 쉽지만은 않은 것을 알 수 있습니다.

경기장에서 의식소음을 효과적으로 없애기 위해서는 평소 훈련할 때 경기장에서 요구되는 것보다 더한 강도의 육체적 훈련과 심리적 스트레스를 통제할 수 있는 정신적 훈련이 필요합니다. 이러한 훈련을 위해 선수 개개인이 갖고 있는 육체적, 정신적 능력을 정확하게 파악하여 이에 맞는 정도의 훈련을 시키는 것이 스포츠 지도자의 가장 중요한 능력입니다. 어느 선수에게는 너무도 수

월한 훈련이라 하더라도 어느 선수에게는 그렇지 않기 마련입니다. 기본적인 운동 수행 능력에 차이가 있는 선수에게 숙련된 선수의 훈련 내용을 요구한다면 그 선수는 오히려 훈련을 하다 부상을 입거나 자신감을 잃게 될 것입니다. 반대로 운동선수가 갖고 있는 기량에 비해서 턱없이 약한 정도의 훈련을 하게 한다면 그것은 선수의 기량을 감소시키는 결과를 가져오게 될 것입니다. 따라서 스포츠 지도자가 각각의 선수에게 넘치지도 모자라지도 않은 적절한 정도의 훈련을 지속적으로 시킬 수 있도록 의학적 지침을 주는 것이 중요합니다.

불곡산 골안사 부처님을 처음 배관拜觀한 그 날, 부처님의 초라한 불신이 종일토록 마음속의 의구심으로 맴돌았습니다. 산을 내려오면서 섬광처럼 마음속을 스치는 생각이 있었습니다. '아침에 인사드린 부처님이 어쩌면 불두(꿈)와 불신(현실)이 본래부터 완벽한 균형을 갖춘 아름다운 부처님이신데 지나치게 편안함만을 찾는 우리에 대한 경계로써 그러한 모습을 보이시는 것은 아닐까? 골안사라는 이름처럼 너무도 편안한 곳에 육신을 두어서는 오히려 육신이 쇠하는 이치를 말이다. 경기에서 최고의 수행 능력을 보이려면 평소에도 경기장에서와 같은 정도의 육체적, 정신적

스트레스 적응 훈련의 필요성을 강조하는 스포츠의학의 원리를 가르치시는 것은 아닌지.'

이제 제가 근무하는 병원에서 환자 진료를 본격적으로 시작한 지 두 달이 가까워집니다. 아직 부족하고 정비되지 않은 곳이 눈에 종종 띕니다. 많은 분이 안과 밖의 미숙함과 부족함을 온화한 미소로, 때로는 엄한 비난으로 일러주십니다. 가끔씩은 가르침이 너무 준엄하여 마음이 상할 때가 있지만 모든 가르침들은 경기에서 저와 병원 식구들의 능력이 최대한 발휘될 수 있도록 하기 위한 훈련임을 우리가 잊지 않았으면 좋겠습니다. 근처 골안사 부처님의 불두와 불신은 오랫동안 여전히 불균형으로 계시겠지만, 그 미적 불균형을 통해서 우리가 너무 편안한 곳에 머무르고자 하면 오히려 쇠하는 이치를 병원의 머리(꿈)와 몸(현실)이 완벽하게 균형을 이룬 후에도 잊지 않았으면 좋겠습니다.

◦ 2003년 7월 7일

가을 불곡산의 산빛과 하늘빛

까맣고 거친 겉모습과는 어울리지 않게 저는 옷과 넥타이를 고르고 색의 조합을 찾는 데 비교적 까다로운 편입니다. 그러나 제가 고르는 색의 조합이 가끔은 (사실은 자주) 아주 이상한지 오늘은 딸아이가 "아빠, 오늘 넥타이 색이 조금 이상해요. 솔직히 말씀드리면 엽기예요"라고 말합니다.

이렇게 미적 감각에 대한 많은 비난과 의심이 있지만, 이제 1년 남짓 살아온 연구실 창문으로 보이는 불곡산 산빛과 하늘빛의 조화는 제가 입고 즐겨온 어느 옷감의 조화보다도, 어느 명화의 색보다도 아름답습니다. 함께 일하는 눈빛 선한 분이 전하는 바에 의하면 금년에는 일교차가 심해서 가을 단풍이 유난히 고울 것이라고 합니다. 요즘 가을의 문턱에서 초록이 엷어지고 노란빛이 짙어가는 불곡산 산빛은 흰구름이 점점이 박혀 있는 하늘빛과 함께 말로 형용하기 어려운 아름다운 조화를 이루어 냅니다.

옷과 넥타이의 조합을 고를 때나 강의용 슬라이드 제작을 할 때에 저의 취향은 전체적으로 비슷한 색을 조합하여 무난한 인상을 유지하면서 한 가지쯤 눈에 확연히 띄는 강조 보색을 추가하는 것입니다. 이런 제 취향으로 볼 때 지금 저 불곡산이 선택한 네 가지 색감(초록빛, 노랑빛, 하늘빛, 흰빛)은 너무 복잡하고 그 어울림이 자연스럽지 않은 조합입니다. 만약 제가 오늘 저녁 노란색 무늬가 있는 초록색 바지를 입고 하늘색 셔츠에 흰색 넥타이를 매고 퇴근한다면 딸은 이렇게 말하겠지요.

"아빠, 어디 가서 제 아빠라고 말하지 마세요."

그러나 지금 연구실 밖으로 보이는 불곡산의 초록색과 노란색, 하늘색과 흰색의 조화는 어느 아름다운 교향곡보다도 완벽한 하모니를 이루고 있습니다.

여러 가지로 스산한 마음이 들었던 1999년 가을, 공부할 장소를 정하기 위해서 미국 동부 볼티모어에서 출발하여 차로 일곱 시간 거리인 피츠버그까지 간 적이 있습니다. 볼티모어에서 한 시간

가량이 지났을 때 애팔래치아 산맥의 가을빛, 넓게 드러난 초록색 잔디, 귀엽고 단정한 한두 채 집들, 빨갛고 노란 단풍들이 눈앞에 펼쳐졌습니다. 그 조화는 말 그대로 그림 같았습니다. "자연은 하늘 아래 어느 곳에서나 아름답다"라는 말을 누군가 제게 해주셨는데, 그 말을 다시 한 번 깊게 느낄 수 있었던 순간이었습니다.

눈앞에 펼쳐지는 전경이 늘 살갑고 정겨워서 사는 노릇을 감사히 여기며 살 수 있다면 진정으로 큰 복이 아닐 수 없습니다. 불곡산이 있어 이렇게 일터에서 늘 커다란 안복眼福을 누릴 수 있으니 얼마나 감사한지 모르겠습니다. 이제 곧 가을이 깊어가고, 바람결에서 조금씩 찬 기운이 느껴질 것입니다. 바람에 낙엽이 뒹굴면 제 마음은 또 쓸쓸하고 조급해지겠지요. 칠순을 지난 저희 어머니는 또 속절없이 세월이 지났다고 심난해하실 것입니다. 그러나 다른 해와는 달리 금년 제 가을은 아무것도 남기지 않더라도 당당하고 찬연한 산빛과 하늘빛의 조화를 만드는 불곡산의 가을처럼 아무것도 아쉬워하지 않으며 마음껏 충만하고 아름다운 것이 되었으면 좋겠습니다.

ㅇ 2004년 10월 9일

겨울 도봉산을 오르며

윤식이와 겨울 도봉산을 올랐습니다. 망월사 무위당 주련, 깊고 도 깊어라. 그곳에서 만난 글귀를 적어봅니다.

十方同聚會(시방동취회)

箇箇學無爲(개개학무위)

心空及第歸(심공급제귀)

不墮?然機(불타초연기)

有問何境界(유문하경계)

笑指白雲飛(소지백운비)

사방에서 한자리에 모여와
각각이 무위법을 배우는데
마음이 공한 자 급제하여 돌아가니
처량한 모습은 결코 아니라
그것이 어떠한 경계냐고 묻는다면
말없이 흰구름이 날아가는 것을 가리키네

From the ten directions, all come together to this place
Each one learns the silent way
The empty-minded will pass the gate and return
It is not a pitiful sight at all
Should someone asks what level of achievement that is
I will point silently to the white cloud that passes by.

◦ 2008년 1월 29일

오르지 못해 더 좋았던 연주암

빼곡하게 적힌 서울의대 합격자 명단에서 이름을 확인하고는 돌아서서 오는 길, 창문을 통해서 보이는 학생식당 안의 따뜻한 밥이 참 먹음직스럽게 보였다.

"밥 먹고 가련?"

"아니요, 엄마. 집에 가서 먹어요."

본고사 없이 학력고사 성적만으로 입학생를 선정하는 시기였기에 그저 확인하는 절차였다. 까까머리 시골 소년과 가난한 엄마가 찬바람 속에서 그렇게 오르고 내려온 관악이었다. 버스비를 아끼려 3시간을 돌아서 가고, 가끔은 버스비가 없어서 학교를 거르기도 했다. 주변 친구들은 모두 멋지고, 늘 갈 곳과 반기는 곳이 있어 보이는데 그렇게 관악은 내게 늘 어렵고, 불안한 곳이었다. 이제 윤식이를 포함한 팀과 함께 그 관악을 오른다.

"선생님, 이번에는 참석할 수 있는 졸업생들이 없습니다."

정 선생이 미안함이 묻은 메일을 보내온다. '그럴 일은 아니지. 다른 누구도 아닌 오롯이 나만을 위한 '산 포럼'인 것을.'

"선생님, 친정 엄마가 팀원을 위해서 김밥을 싸서 보내주시겠다고 하세요."

이제 막 임신 8주차를 맞고 있는 이정하 선생은 어려울 시기를 견뎌주는 것만도 고마운데 이렇게 마음을 쓴다.

귀국한 지 얼마 되지 않아 아직 시차에서 자유롭지 않은 윤식이도 함께하는 관악산 산행이다. 지난달 날씨도, 여러 가지 상황도 어려워서 할 수 없었던 산행이라 이번 산행이 새삼 소중하다. 구름 가득한 하늘에 천둥 번개가 예상된다는 주간 날씨 예보에 내내 마음 졸였다.

새벽 5시부터 서둘렀지만 어느새 시간은 6시 30분을 향해간다. 아무리 급해도 스물한 살 친구, 맥주는 챙겨야지. 이번에는 큰 녀석으로 넉넉히 챙긴다. 아직 잠이 덜 깬 윤식이를 재촉해서 급한 마음으로 주차장에 들어서니 이정하 선생은 벌써 어머니의 정성 가득하신 아침밥을 큰 봉투 두 개에 담아서 기다리고 있다. 선글

라스를 챙기러 연구실 가는 길, 김보라, 이시은 선생은 편의점에서 무엇인가 고르고 있다. 빨간 등산복 상의 덕분에 7시도 안 된 병원에 화사함이 가득하다. 어젯밤 11시 다 되어 수술을 끝낸 장 교수는 급한 마음으로 오고 있단다. 초콜릿, 사탕, 바람떡 두 개. 소풍가는 아이의 마음으로 이리저리 고르는데, 저만치서 윤식이는 오히려 의젓하다. 이번에는 앞니도 무사히, 반바지 등산복으로 박성범 선생이 씩씩한 모습으로 나타난다. 병실환자, 병원일들 모두 이 선생에게 맡기고 골안사 입구로 옮겨 아침을 먹는다. 보기에도 맛갈스럽고 정갈한 유부초밥, 시원한 콩나물국, 귤, 포도, 상큼한 나라스키를 먹는 동안 장 교수가 저만치서 급한 마음으로 온다. 윤식이, 박 선생이 카페에서 커피 7잔을 사왔다.

자, 이제 관악으로 출발이다. 다행히 구름 한 점 없는 파란 하늘이 가득 열려 있다. 토요일 아침 경부고속도로와 시내 길 모두 한산하니 30분이 안 되어서 관악산 입구 주차장에 도착한다. 입구에 있는 등산길 안내지도에 따르면 입구, 제4야영장입구, 껄덕고개, 연주암, 사당동까지 약 5시간 일정이란다. 앞서거니 뒤서거니 도란도란 이야기를 나누며 걷기 시작한다. 강 선생과 윤식이는 벌써 찰떡 짝꿍인듯 내내 이 선생, 김 선생, 박 선생, 손님을 바꾸면서 이야기꽃이 만발이다. 2년 가까이 살았던 곳, 아이들 데리고 몇 차례 들렀던 곳인데도 관악산 등산로는 참 파악하기가 어렵다. 안내 표시는 있어야 할 곳에는 없고, 서 있는 것은 표시판마저도 어디가 어디로 향하는지 알기 어렵다. 모두들 한 마디씩 볼멘소리를 한다. 입구를 제외하고는 화장실도 없다. 연주암을 향해서 걸었는데 능선에 이르니 그곳에 이르는 이정표가 없다. 아이폰 등산길 안내 화면에 의지하여 길을 재촉하는 젊은 부부에게 묻지만 그쪽도 우리와 마찬가지로 초행길이다. 삼막사 통해서 연주암 오르는 길을 잡는다. 능선 중간, 경인교대 캠퍼스가 손에 잡힐 듯 보이는 명당에서 준비한 간식을 맛있게 먹는다. 이 선생, 김 선생이 준비한 오이와 토마토가 풍성해서 점심으로도 충분했다. 바람떡도 맛있게 먹고, 장 교수가 가져온 초콜릿은 하나로는 부족한 듯 하다. 발렌타인 21년산도 한 잔씩 마셨다.

벌써 지친 팀원들의 눈빛을 외면하고 산악 관리인이 알려주는 연주암 방향으로 향한다. 족히 3시간 걸린단다. 돌연 앞이 탁 트이면서 망월암이 나타나고, 실로 장관이다. 왼편으로는 연주암, 연주대, 천문대가 저 높이 보이고, 정면으로는 강남 전역이 한눈에 펼쳐진다. 팀원들 모두 탄성 연발이다. 카메라에 담기는 사진도 장관이고, 장 교수가 새로 장만한 탈착식 본체 카메라는 파노라마

사진 소리마저 특별하다. 연주암을 이제껏 몇 차례 올랐지만 이런 절경은 처음이다. 본래 연주암은 신라 때 의상 스님이 '관악사'라는 이름으로 처음 열었다고 한다. 경복궁을 내려다보는 위치를 피하려고 현재의 위치에 옮겨서 세웠다. '연주암'은 주인을 연모하는 암자라는 뜻이니 불심이 돈독했던 효령 대군이 부처님을 주인으로 모셨을 수도, 아니면 전해오는 것처럼 고려 충신들이 관악산에 들어와 두문불출하면서 사라진 왕조를 그리워해서 연주암이라는 이름을 붙였을 수도 있단다. 산세가 강하고 불길이 이글거리는 듯해서 그 기상이 조선왕조 정궁인 경복궁의 진산 북악산을 압도하니 이를 누르기 위해서 광화문 앞에 해태상을 세우고, 남대문 현판을 숭례문으로 해서 세웠다고 한다. 가히 특별한 산이다. 지금은 영재들의 꿈이 자라는 서울대학교와 수도 방위를 책임지는 수도방위사령부를 품고 있으니 왕조에서 누를 일이 아니고 북돋았으면 더 좋았을 수도 있지 않을까. 망월암의 절경에 머리를 스치는 여러 가지 상념에도, 본래 뜻한 대로 오르지 못한 연주암에도 오히려 더 좋구나. 우리 사는 노릇, 뜻대로 계획대로 되지 않는다고 마음 상할 일이 아닌 듯하다.

◦ 2011년 6월 11일

여름 감악산을 오르며

날씨에 상관없이 무조건 떠난다. 일단 마음을 정하니 참 편안하다. 두어 달 전 '산 포럼'을 날씨탓으로 취소했었다. 며칠 전부터 하늘과 기상예보를 살피다가 결국 취소 연락을 급하게 보냈었다. 설렘으로 등산복, 등산화, 간식을 챙기던 팀원들도, 나도 섭섭했었다.

새벽 4시 45분. 평소보다 15분 일찍 눈을 뜬다. 하늘을 살피니 비는 오지 않는다. 음료수, 간식, 산행 옷을 챙긴다. 아침 시간은 늘 바쁘다. 5시 30분 아직 한참 꿈속인 윤식이를 깨운다. 졸음 가득한 눈으로 부스스 자리를 챙기는 윤식이가 침대에 함께 있는 곰

돌이 푸와 꼭 닮았다. 윤식이가 있어서 '산 포럼'의 느낌과 마음이 다르니 이 또한 특별하다. 6시 40분, 평소와 다른 한산한 경부 하행길, 곧 비라도 쏟아질 듯 잔뜩 흐린 날씨 탓이겠지. 지하 3층 주차장에서 기다린다. 익숙한 권 선생의 차가 먼저 들어선다. 전임의 때 테니스장에 갈 땐 무릎에 밴드를 감고 왔었는데…. 강 선생, 이승남 선생, 이 선생, 김 선생, 그리고 이정하 선생이 차례로 도착한다. 이제 1월 초가 예정일인 이 선생, 등산은 함께 못하지만 들고 온 가방에는 색 고운 과일이 오순도순 들어 있다. 저 과일 준비하느라 새벽잠 설쳤겠구나. 박성범 선생이 멋진 차로 들어선다. 산행을 위해서 빙부聘父께서 귀한 차를 빌려주셨단다. 라푼젤 모자에 반바지, 오늘 우리 팀 행운의 마스코트다. 골안사 입구에 권 선생 차를 세우고 빵 한 덩어리, 아메리카노 한 잔씩을 나눠 먹고, GPS로 경로를 확인한다.

운악, 관악, 화악, 송악과 함께 경기도의 다섯 명산을 이루는 감악산, 한글 어감과는 달리 "감紺"의 말뜻은 푸른빛이 도는 검은 색이다. 영어로는 "임페리얼 블루imperial blue"다. 내가 유난히 좋아해서 옷도, 아내 차도 다 "감"색이다. 설명 반, 우격다짐 반으로 정했었지. 검은빛과 푸른빛이 동시에 도는 신령한 색이라서 옛부터

인근 사람들에게 추앙을 받던 산이라고 한다. 전략적 요충지에 있어서 이 땅에서 벌어진 많은 전쟁에 비켜감이 없었던 곳. 이제 그곳으로 향한다.

판교 IC에서 외곽순환도로 구리 방향으로 들어선다. 세계 최장이라는 사패산 터널을 지나니 곧 굽이굽이 이어지는 국도로 GPS가 안내한다. 개성과 서울을 잇는 길이니 여말 선초에는 한반도에서 가장 바쁜 길이었을 터인데. 지금은 다녀 본 어느 길보다도 좁고 외지다. 곳곳에 도로 확장 공사 중이다. 남북 관계가 좋아져서 통일 얘기가 나오면 다시 분주한 길이 되겠다. 감악산에 가까워지면서 다시 비가 내린다. 범륜사 휴게소를 지나니 저곳이 등산로 입구인가? 약 5분을 더 가니 영국군 전적비가 있다. 6·25 동란 때 영국군 대대병력이 50배가 넘는 중공군을 만나서 치열한 전투를 치루었던 곳이라 전적비가 있다. 빗방울 소리가 들리는 꿉꿉한 전적비 공원의 화장실은 오히려 크고 단정하다. 산행 들머리 안내가 분명하지 않다. 다시 아까 지나친 범륜사 휴게소로 향한다. 다리를 건너 산으로 향하니 단정한 포장로가 굽이굽이 이어진다. 초파일도 아닌데 굽이마다 연등이 소복소복 걸려 있다. 점차 경사가 급해지니 굽이진 길이 돌아서는 곳에 차를 세우고 배낭과 우산을 챙겨서 범륜사로 향한다.

몇 굽이 돌아서니 어느새 범륜사다. 굽이마다 친절한 안내표시가 있다. 안내표시를 아무리 읽어도 연주대에 이를 수 없었던 지난번 관악산과는 사뭇 다르다. 파주시가 장하다. 도량 입구에 석탑, 관세음보살상이 쏟아지는 빗줄기 속 더욱 특별하다. 범종각을 지나서 대웅전과 요사채가 있다. 대웅전과 요사채를 잇는 길이 황토길로 깔끔하게 포장되어 있다. 화장실 안내가 관광지 표지보다 더 선명하다. 곳곳에 꽃, 풀, 짙은 항아리들이 멋지게 어우러져 있다. 당황하는 팀원들을 채근해서 산행을 시작한다.

어디까지 이를지 모르겠다. 빗줄기가 오고 가기를 반복하고 우산 속에서 듣는 빗방울 소리가 간절하고 서럽다. 오르는 길, 우거진 나무가 있어서 한낮이라도 그늘이 풍성하겠다. 바닥은 규모 있는 돌이 가득하니 빗속에도 질척거림 없이 걸을 수 있다. 곳곳에 작은 계곡에 빗줄기가 굵어지면 서둘러 내려와야겠다는 생각이 든다. 오르는 길 여기 저기 참나무 숲터가 있다. 500년 전 그 터에 살던 민초들에게 임꺽정은 웃음이고, 형, 오빠였겠지. 굵어졌다 가늘어졌다를 반복하는 빗줄기 속에서도 꿋꿋하게 따르는 팀들이 고맙다. 감악산 정상이 1.5km 남았다. 어렵지 않게 오를 수 있겠지만 이쯤에서 돌아가자. 기상도 걱정이고, 여지를 남기며 돌아서는 것도 좋지 않은가? 내려오는 길은 쾌적하다. 계속되는 빗방울도 상쾌하고, 숲을 나와 문득 펼쳐진 밝은 뜨락, 갓가지 풀, 들꽃들, 정겹게 반긴다. 하늘도 잠시 비를 멈추었다.

"절터는 명당인데, 사세는 빈약하다."

절 입구에 붙여진 누군가의 글, 어느 때 좋은 사람, 좋은 시절 귀한 인연 만나면 다시 이름과 산세에 맞는 청정한 도량이 되겠지. 제불보살을 중생의 모습으로 모시는 공간과 눈빛 푸른 납자, 청정수행 이어지면 길 포장, 도량 불사가 저절로 따라 올 터인데. 다행히 겹겹이 흘러내리는 산등성이를 뜰로 안은 극락보전 있어, 백옥관음상을 모셨으니 한줄기 선연이 이어지지 않을까?

청백리로 널리 알려진 모습과 달리 간악한 신하로 비난받아 사간원의 단골 탄핵 대상이었던 황희 선생께서 말년에 기러기를 벗 삼아 지내셨다는 반구정을 찾는다. 세상에 평이 두 길로 갈리면 진실은 대략 그 중간에 있는 법. 어쩌면 선생은 아버지와 정승, 명분과 정리의 갈림길에서 평생을 고민하며 조심스럽게 살다간, 어쩌면 우리와 크게 다르지 않은 보통 사람이었을지도 모르겠다. 충

녕대군이 아니었다면, 본래 양녕에 줄을 대었던 그가 그 자리에 있었을까? 두 차례 왕자의 난, 형제를 베는 피바람으로 역사의 악역을 담당한 태종이 아니었으면 청백리 명재상, 황희가 있었을까? 하지만 고려 유신들의 권유에 따라 두문동을 떠날 때 정건천에게 받았다는 시는 그가 30대 초반부터 이미 특별한 경계에 있었음을 말하는 듯하다.

군등청운거(君登青雲去)
여망청상귀(自望青山歸)
운산종차별(雲山從此別)
누습벽라의(淚淚碧羅衣)

그대는 청운에 올라 떠나고
나는 청산을 향해 돌아서네
청운과 청산이 이에 갈라서니
눈물이 벽라의를 적시는구려

내 마음을 찾는 이런저런 분별심과 관계없이 유유히 흐르는 임진강과 반구정, 강 건너 곧 닿을 북녘땅을 바라보는 초병, 기러기와 함께 선생 유적지를 가득 채우는 나룻터 집, 장어구이 냄새가 함께 가져오는 특별한 느낌을 담기에는 내 글은 너무 투박하다.

어렵게 찾은 오래된 식당의 음식 맛은 보통이나 손님 맞는 마음씨는 은근한 격이 있다. 양념갈비, 매운 갈비찜, 덤으로 주는 전과 묵사발, 소맥 몇 잔을 기울이니 빗속에 찾은 감악산, 반구정 더욱 정겨워, 이번에 오르지 못한 감악산 정상, 다음을 기약한다.

◦ 2011년 7월 16일

현충사의 아름다운 사람들

지난 달 감악산에서의 아쉬움을 달래고자 정한 일정이었다. 언제나처럼 아침 7시 5분 골안사 입구의 제과점에서 빵 몇 덩어리를 구해서 출발한다. 이번에는 몸 무거운 이정하 선생도 함께 간다. 내 차에는 윤식, 이 선생, 강 선생이 탔고, 박 선생 차에는 김 선생, 이 선생 나누어 타서 출발한다. 이른 시간이니 막힐 걱정 없다고 호기롭게 떠났으나, 웬걸 판교 IC를 조금 지나니 고속도로가 주차장이다. 국도와 고속도로를 이리저리 헤매다가 보탑사 입구에 도착하니 벌써 11시가 넘었다.

보탑사 초입 김유신 장군 탄생지 기념관 주차장에서 보탑사에

얽힌 이런저런 사연들을 팀원들과 함께했다. 진천 보탑사. 내 고향 마을에서 그리 멀지 않은 곳이다. 자라면서 늘 들어왔기에 모르면서도 익숙하다. 사는 노릇이 힘들다고 느껴지면 훌쩍 떠나 맑고 청정한 기운에 몸과 마음을 기대는 곳이기도 하다.

어느 곳을 가고자 할 때 나는 세 가지를 생각한다. 대상이 좋은가? 대상을 품고 있는 위치, 경관이 좋은가? 멋진 사연이 있는가? 이 세 가지를 멋지게 갖춘 곳이 영주 부석사이다. 아름다우면서도 당당한 무량수전, 무량수전을 안고 있는 소백산 연봉, 그리고 의상 스님, 선묘, 신라통일에 얽힌 아름다운 사연들. 영주 부석사에 못지않게 세 가지 요건을 멋지게 갖춘 곳이 이곳 진천의 보탑사다. 황룡사 9층탑의 모습과 뜻을 담았고 그 자체가 법당인 3층 목탑, 도선 국사가 우리 땅 명당 500곳에 남겼다는 무자비無字碑가 발견된 연곡리, 꽃술을 감싸 안은 꽃잎처럼 보탑사를 담고 있는 보련산 연봉, 시대의 명인이자 큰 스승이신 능현 스님, 목수 신영훈 선생님.

1985년 의대 불교학생회에서 송광사로 여름 수련회를 떠났었다. 단기 출가로 7일 동안 스님들과 똑같이 생활을 했다. 새벽 4시 예불과 선정, 운력, 공양, 선정, 정진…. 본래 근기가 깊지 않은 나는 선정도 정진도 별로 좋아하지 않았다. 다만 두 차례 있었던 저녁 시간 특강은 내가 들었던 어떤 강의보다도 좋았다. 하나는 얼마 전 입적하신 법정 스님 법문 시간이었고, 다른 하나가 신영훈 선생님의 한옥에 대한 강의였다. "저는 목수올시다" 하며 어눌한 목소리로 한옥의 멋에 대해서 강의하셨다. 한 시간 동안 나는 그 분이 초대하는 집들로, 하늘로, 산등성이로 오가며 흠뻑 빠졌었다. 수련회 이후 선생님께서 주관하시는 답사회도 따라 다녔고, 강남 포교원 청년회 모임에 선생님을 모셨었다.

"우리 건축의 가장 큰 매력은 주변 경관과의 완벽한 조화입니다. 사람이 지은 인공물이 주변 자연과 완전하게 하나가 되어야 가장 멋진 집이올시다. 내가 그런 마음으로 불사를 하고 있는 곳이 있습니다."

이것이 진천 보탑사와의 첫 번째 만남이었다. 그후 몇 해가 지나서 보탑사 불사가 마무리되었다는 기사를 읽었고 1997년 어느 봄날 포교원 후배들을 데리고 보탑사에 왔었다. 탑 앞에서 설명을 하고 있는 나에게 아주 젊은 비구니 스님 한 분이 오셔서는 "보아하니 사찰 청년회에서 나온 듯한데 절에 왔으면 먼저 부처님께 인사를 드리는 것이 도리지"라고 꾸중을 하셨다. 이후 이런저런 사연으로 수차례 보탑사를 찾았고 그때마다 어김없이 그 스님을 뵐 수 있었다. 밀짚 모자를 눌러쓰고 늘 바쁘게 사찰 구석구석을 살피시는 분, 그분이 이제는 어느 사찰보다도 규모 있는 보탑사의 주지스님 능현 스님이시다.

여러 상념들을 뒤로 하고 보탑사로 향한다. 골짜기, 저수지를 굽이굽이 돌아서면 보탑사로 오르는 외길을 만난다. 오늘은 토요일이라 방문객이 많은 듯 지역 경찰이 교통정리를 하고 있다. 2km 남짓한 외길이지만 지금은 포장이 잘 되어 있다. 외길을 지나면 문득 시야가 트이며 몇몇 민가가 보이고 언덕 위로 보탑사가 보인다. 아래 터에 마련된 주차장에 차를 세우고 카메라를 챙긴다. 예쁜 꽃들이 잘 가꾸어진 정원은 보탑사를 찾는 또 하나의 즐거움이라서 팀원 각자에게 카메라를 가져올 것을 청했었다. 마침 좋은 시절, 주차장 옆 그리 크지 않은 연지蓮池에 푸른 잎들이 가득하고 푸르름 사이사이에 수줍은 연둣빛, 분홍빛 연꽃 봉우리가 오롯이 숨어 있다. 연꽃은 진흙에서만 핀다지. 한줄기 맑은 물줄기만 있으면 진흙에 물들지 않고 곱고도 청정한 꽃을 피워 부처님 법의 상징이다. 세상 사는 일이 쉽지 않아 보탑사를 찾는 손에 고달픈 삶을 기대는 이 없지 않아 그 모습들이 참 가엽다. 축대 옆 계단을 오르면 수령을 알 수 없는 우람한 나무가 있다. 그늘에 나무의 나이

만큼 얼굴에 주름 가득 할머니 두 분, 호박 몇 덩어리, 말린 산나물 봉지 몇 개 늘어놓고 오가는 이들의 눈길을 살핀다.

일주문이 따로 없는 보탑사, 사천왕문이 가람의 경계이다. 사천왕문 벽화의 붉은 소나무에서 신묘한 기운이 돈다. 세상의 삿된 무리들은 이곳을 범접하지 말지어다. 뜻은 자못 삼엄하나 보탑사 사대천왕의 미소는 오히려 인자하다. 일주문 역할을 하느라 사천왕문 현판은 전각의 뒤에 있다. 하얀 화강암이 단정하게 끝나는 곳에 한 쌍의 범종각 정자가 있다. 법고, 범종, 운판, 목어, 사물 모신 범종각, 주련柱聯의 뜻도 좋아, 일행과 함께한다. 소담하고 정겨운 꽃들, 단정하게 빗질한 너른 정원, 영산전, 행선각, 물레방아의 물 세례 받으시는 아기 미소 부처님, 예쁘고 정겨운 꽃, 나무, 나비, 그들을 찾으며 반기는 사람들, 그 모습이 더 곱고 더 착하다. 잠시 비가 내린다. 박 선생과 윤식은 우산 챙기러 차로 급한 걸음 재촉한다.

"젊은이들 어디서 오셨수?"

"서울에서 왔습니다."

"좋지, 젊어서 많이 다니시요. 나는 한 일도 없이 어느새 이렇게 늙었다오."

왜소한 몸매지만 형형한 눈빛, 입가에 미소가 넉넉하신, 하얀 머리 할머니가 말씀하시는데 그 기상이 아직 젊으시다. 요즘 세상에 젊은 두 며느리 대동해서 절을 찾는 시어머니는 흔치 않을 터이다. 세상의 인연은 알 수가 없어 병치레 중인 어머니 보살피겠다고 한의사가 된 아들이 알고 보니 내 고등학교 후배다. 혹시 모를 후일 인연 기약하고 산신각에 오른다. 작고 작은 산신각에서 보는 보탑사가 최고다. 보련산 산자락은 보탑사 최고의 눈 맛이다. 삼소실의 건물, 담장, 편액, 모두 사랑스러워 언젠가 왔을 때는 빨갛고 노란 바람개비를 앙증맞게 다셨었다. 청정한 솔밭 속에 반가사유 부처님. 보탑사 찾는 이유야 많고도 많지만 이분 뵙는 것도 빼놓을 수 없다. 일본의 한 여학생이 부처님을 무심코 안다가 손가락을 파손하였다지. 이제 3층탑에 오를 차례, 1층 사방으로 모셔진 네 분 부처님께 인사하고, 장경각과 박물관을 지나서 3층 미륵보전에 오른다. 석가세존 계실 적에 일찍 세상을 떠난 안타까운 제자를 위해 미래세에 어지러운 세상을 구할 미래 부처님으로 수기授記를 주셨다지. 그분이 미륵불이시란다. 어느 때나 세상에서 가장 멋진 모습으로 부처님을 조성하는 것이 당연하다. 그래서 미륵보전 부처님의 모습은 시대 최고의 선남선녀시다. 형형한 눈, 단정한 코, 온화한 미소, 부드럽지만 절대 권위가 가득하신 불보살이시다. 네 방향의 문을 활짝 여니 산봉우리, 푸른 하늘, 맑은 바람이 법당에 가득하다. 어느 때 인연이 있어 다시 올까? 팀원들 재축해서 내친 김에 잠시 좌선까지 했다. 이 인연으로 근본 지혜와 맑은 마음을 만나시기를 바라면서 말이다. 아쉬운 마음으로 탑을 나서니 후일에 잊지 말라는 듯 신발 소동, 우산 소동까지 벌어져 특별한 추억 만드신다.

충무공忠武公. 세상사는 일이 힘들다고 느낄 때 나는 이분을 생각한다. 세상에 어느 한 자락, 한 걸음 물러설 곳 없는 자리에 그 마음, 그 눈물, 그 용기로 세상을 구하신 분이 충무공 아니신가. 서울 가는 길이 급해도, 빗방울이 점차 굵어져도 내 어찌 이분 뵙는 기회를 놓칠 수 있나. 평양면옥 핑계를 대며 망설이는 나를 팀원들이 재촉한다. 한 번 돌아 찾은 평양면옥, 시장이 반찬인지, 본래 맛이 특별한지 녹두전, 비빔냉면 모두 꿀맛이다. 현충사 가는 길은 언제나 특별한 감흥이다. 중학교 때는 소풍길로, 고등학교 때는 행군으로 천안에서부터 걸어 왔었다. 예과 때는 친구들과 한겨울 버스를 타고 왔었다. 충무공이 하신 일이 어떤 의미가 있는지는 임진왜란, 정유재란의 왜군 진격로를 보면 누구라도 알 수 있다. 곡창 지대 전라도를 지키고 남해와 서해 뱃길을 틀어막아 반격의 실마리를 마련하셨다. 약하고 비틀어진 선조 임금의 의심으로 백의종군할 때까지 수백 척 왜군 함대를 기나긴 4년의 세월 동안 한산섬 서쪽으로는 한 걸음도 허용하지 않으셨다. 그 시절 공의 마음을 누구나 잘 아는 시에 남기셨다. “한산섬 달 밝은 밤에 수루에 홀로 앉아 큰 칼 옆에 차고 깊은 시름 하는 차에 어디서 일성호가一聲胡笳는 남의 애를 끊나니.”

백의종군의 첫 싸움터였던 울돌목에서의 명량해전. 좁은 바닷길 양옆에는 오갈 데 없는 백성들 가득하였다지.

“아직도 12척의 배가 남아 있고 신이 죽지 않는 한 적이 감히 우리를 허술히 보지 못할 것입니다.”

수군을 폐하고 육군을 도우라는 조정의 권고를 이렇게 돌리셨다지. 세상의 온갖 배신, 터진 살, 병든 뼈, 옥중 자식, 아들을 찾아오다 세상 떠난 어머니도 있다. 그 많은 사연들을 가슴에 묻고 12척 남은 배로 단 한 번의 전투를 준비하는 그 마음이 어땠을까? ‘이곳 이 자리에서 우리가 무너지면 이 나라, 저 백성들은 어디로 갈 것인가?’ 그 마음을 담은 글도 시로 남아 있다.

필사즉생(必死卽生)

필생즉사(必生卽死)

죽고자 하면 반드시 살 것이고,

살고자 하면 반드시 죽을 것이다.

기적 같은 승리 후에 원한 품은 왜군이 보낸 흉흉한 자객들과 의연히 맞서다가 장렬하게 전사한 셋째 아들 면의 소식을 들었을 때 그 눈에 무엇이 드셨을까? 옥포에서 노량으로 기나긴 7년의 전란, 23번의 전투에서 한 번도 패한 적 없으셨다지. 사람이 하는 일, 그 어찌 기적이랴. 얼마나 많은 밤들을 지새우며 가슴을 졸이셨을까? 충무공 기념관에 모셔져 있는 영정은 우리가 알고 있는 성인의 모습과 사뭇 달리 두 눈에 걱정 가득, 근심 가득, 우리 이웃의 모습이시다.

어떤 이들은 말하기를 공께서는 노량에서 전투를 본인 삶의 마지막으로 삼고자 하셨다고. 모든 전투에서 사거리가 긴 우수한 포와 크고 강한 판옥선을 이용한 원격전 전략을 철저하게 지키신 공께서 그날은 왜 처음부터 근접전을 명하였고, 갑옷 없는 붉은 철릭만을 입으셨는지. 노량해전이 벌어지던 바로 그날 조정에서 공의 정치적 동반자인 서애 유성룡 선생이 실각하였다는 사실 등 역사학도가 아닌 나는 어디까지가 진실인지 모르겠다. 그러나 작가 윤영수가《불패의 리더 이순신, 그는 어떻게 이겼을까》에서 평한 공의 삶은 모든 이의 가슴에 영원히 살아 있는 이유로 충분하다.

"마지막 순간까지 포기하지 않을 때, 자신의 원칙을 지키고, 자신의 길을 충실히 걸을 때, 그 사람의 인생은 완성된다. 오늘날 이

순신이 우리에게 다시 울림을 주는 것은 굳은 의지로 자신의 길을 걸어간 그 용기 때문이 아니겠는가? 세상의 수많은 의혹의 시선과 의심의 논리를 그는 간단하게 제압해버렸다. 자신을 향해 불어오는 바람에 맨몸으로 섰던 그 용기로 그는 스스로 인생을 완성했던 것이다."

자꾸만 눈시울이 붉어지는 처연한 내 마음은 아랑곳하지 않고 토요일 오후 현충사 뜰에는 푸른 솔나무, 고운 꽃, 새 소리가 가득하다. 오가는 모든 이들이 상기된 표정에 발걸음은 공손하니, 굳이 저 무성한 다복송多福松이 아니어도 그분이 보여주신 길과 삶의 뜻이 결코 헛되지 않은 징표리라.

오는 길에 윤식이가 합류한 박 선생의 차 안에는 웃음꽃이 만발하고, 강 선생, 이 선생과 세상사는 고민들 함께하다보니 어느새 병원이다.

◦ 2011년 8월 13일

글을 책으로 내는 일은 본질적으로 독자를 염두에 둔다는 뜻이다. 이 책에 실린 글들은 지난 세월 나의 생각과 감정을 정리하거나, 아니면 가까운 사람에게 전하려고 적은 사연이다. 이렇게 책으로 엮여 내가 모르는 독자, 나를 모르는 독자가 읽는다고 생각하니 깊지 못한 생각, 다스려지지 않은 감정, 거친 표현이 곳곳에 보여 부끄러움으로 고개를 숙이게 된다. 그러나 한편으로는 걱정과 고민 속에서 애쓴 지난날의 내가 조금 가엽고, 측은하고, 안쓰러워 격려의 박수를 보내고 싶어진다. 몇몇 글에서 실명으로 나타난 지인, 후배, 제자들의 모습에 조금이라도 부정적인 부분이 있다면 이는 전적으로 나의 안목과 도량의 부족함 때문임을 밝히고 싶다. 여물지 못한 생각의 편린을 멋진 책으로 엮어준 수오서재 황은희 대표, 그를 소개해주신 내 삶의 멘토이자 스승이신 정목 스님, 그리고 자칫 외로운 길이 될 수도 있는 여정을 늘 함께해주는 〈아름다운 노년을 위한 모임〉 도반들께 감사의 마음을 전하고 싶다.

김태균

오늘도 진료실에서 삶을 배웁니다

1판 1쇄 인쇄 2019년 8월 15일
1판 1쇄 발행 2019년 8월 20일

지은이 김태균
발행처 수오서재
발행인 황은희, 장건태
편집 황은희, 최민화
마케팅 장건태, 이종문, 황혜란
제작 제이오
주소 경기도 파주시 돌곶이길 170 – 2(10883)
등록 2018년 10월 4일(제406-2018-000114호)
전화 031)955-9790
팩스 031)946-9796
전자우편 info@suobooks.com
홈페이지 www.suobooks.com
ISBN 979-11-965885-5-7 03510 책값은 뒤표지에 있습니다.

이 도서의 국립중앙도서관 출판시도서목록(CIP)은 서지정보유통지원시스템
홈페이지(http://seoji.nl.go.kr)와 국가자료공동목록시스템(http://www.nl.go.kr/kolisnet)에서
이용하실 수 있습니다.(CIP제어번호: CIP2019028402)

도서출판 수오서재守吾書齋는 내 마음의 중심을 지키는 책을 펴냅니다.